DES TUMEURS

DU

NERF OPTIQUE

PAR

Le Docteur Rémy JOCQS

Ancien interne en Médecine et en Chirurgie des Hôpitaux de Paris
et de la Clinique ophtalmologique de la Faculté à l'Hôtel-Dieu
Médaille de bronze de l'Assistance publique
Membre de la Société clinique

PARIS
G. STEINHEIL, ÉDITEUR
2, RUE CASIMIR-DELAVIGNE, 2

1887

DES

TUMEURS DU NERF OPTIQUE

IMPRIMERIE LEMALE ET Cie, HAVRE

DES TUMEURS

DU

NERF OPTIQUE

PAR

Le Docteur Rémy JOCQS

Ancien interne en Médecine et en Chirurgie des Hôpitaux de Paris
et de la Clinique ophtalmologique de la Faculté à l'Hôtel-Dieu
Médaille de bronze de l'Assistance publique
Membre de la Société clinique

PARIS
G. STEINHEIL, ÉDITEUR
2, RUE CASIMIR-DELAVIGNE, 2

1887

A mon cher et excellent maître
le professeur Panas.

Porté depuis quelques années vers l'ophtalmologie, je n'ai compris son véritable intérêt, que du jour où, préparé par mes études médicales antérieures, j'ai pu profiter de vos savantes leçons.

A votre école, cher maître, j'ai appris combien est vaste le domaine de l'ophtalmologie et surtout, combien dans cette science s'ouvrent d'horizons nouveaux lorsqu'on les regarde à la lumière de la pathologie générale.

Recevez donc, cher maître, mes plus vifs remerciements, non seulement pour vos conseils qui m'ont guidé dans ce travail, mais aussi pour l'enseignement si fructueux que j'ai recueilli auprès de vous pendant les années où j'ai été votre élève.

Je n'ai garde d'oublier ici ceux dont j'ai écouté les leçons au début de mes études : MM. Hérard, Hardy et mes regrettés maîtres Gosselin et Hillairet, à Saint-Louis.

C'est avec la plus vive reconnaissance que je remercie mes maîtres, les professeurs Duplay et Le Fort, de leur savant enseignement pendant les années où j'ai été leur interne.

Que mes autres maîtres, M. le professeur G. Sée et M. le Dr Empis reçoivent l'assurance de ma profonde gratitude.

Je saisis avec empressement l'occasion qui s'offre à moi aujourd'hui de remercier vivement MM. les Drs de Wecker et Galezowski de l'accueil bienveillant que j'ai toujours trouvé auprès d'eux et de la libéralité avec laquelle ils ont mis à ma disposition les richesses de leurs cliniques.

Que mon ami et compatriote, le Dr Despagnet, reçoive mes sincères remerciements pour ses conseils, qui m'ont été si souvent utiles au début de mes études ophtalmologiques.

Je n'ai garde d'oublier M. le professeur Cornil, qui a toujours mis, avec une si grande bienveillance, à ma disposition sa haute compétence en anatomie pathologique.

Je remercie également mon ami, le Dr Vassaux, de la complaisance avec laquelle il a bien voulu m'aider de ses connaissances spéciales en histologie oculaire.

Je ne saurais me montrer trop reconnaissant envers M. le Dr Sprimont, de Moscou, rédacteur du *Meditz. Obozzenié*, et MM. les Drs Knapp et Ashman, de New-York, qui ont répondu à mes demandes avec la plus grande bienveillance.

Enfin, merci à mes amis, MM. Cart et Théremin, qui m'ont été d'un grand secours par leur connaissance approfondie des langues allemande et russe.

DES

TUMEURS DU NERF OPTIQUE

INTRODUCTION — HISTORIQUE

A propos d'une observation de tumeur du nerf optique qui nous fut communiquée par notre excellent maître, le professeur Panas, et d'un autre cas observé dans le service de M. Tillaux, à l'Hôtel-Dieu, lorsque nous avons consulté nos auteurs classiques et même les traités spéciaux au sujet de ce chapitre de la pathologie du nerf optique, nous l'avons trouvé partout fort incomplet. En France, en effet, c'est sur une dizaine d'observations au plus, que se sont basés les auteurs des articles les plus récents, pour décrire les tumeurs du nerf optique. De ce côté, donc, nous ne devions pas trouver des matériaux suffisants.

La littérature médicale était-elle donc si pauvre en faits de ce genre? C'est ce que nous avons voulu rechercher. D'abord, après avoir lu beaucoup d'observations de tumeurs, dites de l'orbite, nous avons bien des fois reconnu, parmi celles-ci, les signes que nous avons retrouvés dans les cas de tumeurs du nerf optique. Mais l'essentiel y manquait pour que nous pussions nous en emparer : la dissection de la tumeur avait été faite imparfaitement et l'examen microscopique n'avait pas été fait du tout. Nous avons pu nous convaincre ainsi que les tumeurs du nerf optique ne sont pas aussi rares que pouvait le faire croire le petit nombre d'observations parues jusqu'à ce jour. C'est depuis quelques années seulement que ces observations sont devenues plus nombreuses, et il est probable que leur nombre augmentera en proportion des progrès de l'ophtalmologie et de l'anatomie pathologique.

Dans le court chapitre que Demarquay consacre aux tumeurs du nerf optique, dans son ouvrage sur les tumeurs de l'orbite, nous avons trouvé l'indication de quelques observations ; mais celles-ci n'ont que peu de valeur, parce qu'elles sont écourtées, et que la description anatomique y tient trop peu de place.

C'est dans les recueils périodiques, disséminées, une à une, que nous avons trouvé le plus grand nombre d'observations, du moins en France. A propos de chacune d'elles, leurs auteurs font des réflexions plus ou moins nombreuses au sujet des tumeurs du nerf optique en général, en donnant quelques indications bibliographiques, dont ils n'ont d'ailleurs pas profité eux-mêmes. Cependant, au nombre de ces travaux, nous signalerons comme plus particulièrement soignés ceux de Sichel, de Poncet (de Cluny), de Parisotti et Despagnet, de Veron, l'article de Duwez, dans le Dictionnaire encyclopédique. Signalons enfin la thèse de Huc, qui rapporte une observation personnelle, ajoutée dans son travail à cinq autres observations empruntées au livre de M. de Wecker.

Mais c'est surtout à l'étranger que nous avons trouvé des documents vraiment utiles. Signalons surtout les travaux de Goldzieher, de Willemer, de Vossius et de Knapp; mais avant tous, celui de Graefe. Ces auteurs présentent d'abord des observations fort complètes, ensuite, ils rapportent la plupart de celles parues jusqu'à eux. On comprendra facilement que l'on puisse accorder quelque valeur à des travaux de ce genre. Dans ces différents mémoires, ainsi que dans quelques journaux américains et russes, nous avons trouvé 35 observations nouvelles, ou du moins qui n'étaient pas traduites en français et que nous rapportons aussi complètement que possible. Nous avons pu réunir ainsi 62 observations, c'est-à-dire toutes celles dont nous avons eu connaissance.

Après une lecture attentive de toutes ces observations, nous croyons pouvoir décrire assez complètement les symptômes de ces tumeurs et peut-être donner une idée générale de leurs variétés anatomiques; mais nous sommes loin de nous faire illusion au sujet de ce travail, que nous trouverions suffisamment récompensé s'il pouvait servir à d'autres, plus tard, pour traiter d'une façon plus complète ce chapitre si intéressant de la pathologie oculaire.

Il est bien entendu que nous ne nous occupons que des tumeurs de la portion intraorbitaire du nerf optique. Celles qui atteignent sa portion intracrânienne peuvent être considérées comme des tumeurs cérébrales, et leur étude nous eut amené beaucoup plus loin que ne le comportaient les limites de notre sujet. Il sera seulement question de ces tumeurs lorsqu'elles auront envahi secondairement la portion intracrânienne du nerf.

Nous avons l'intention de nous restreindre dans l'étude de ces tumeurs elles-mêmes, ne voulant nous occuper que des néoplasmes, dans le sens propre du mot, sans parler des kystes ou des anévrysmes, ni des tumeurs qui dépendent d'un état général constitutionnel, tel que la tuberculose et la syphilis.

Anatomie normale résumée du nerf optique intra-orbitaire.

Avant de commencer l'étude des tumeurs du nerf optique, il nous paraît utile de résumer l'anatomie de ce nerf afin de bien déterminer le sens des termes dont nous aurons souvent à nous servir dans le cours de ce travail. Nos livres classiques d'anatomie n'en donnent pas la description exacte bien connue maintenant des ophtalmologistes, mais notre tâche sera facilitée par l'article de Duwez dans le Dictionnaire de Dechambre, par celui tout récent de Schwalbe dans l'ouvrage de de Wecker et Landolt; enfin, par les intéressants travaux de Ranvier au sujet de la névroglie.

La cavité orbitaire est divisée en deux parties, l'une antérieure, l'autre postérieure, par la capsule de Tenon qui constitue une espèce de diaphragme entre ces deux loges. Dans la loge antérieure, sorte de cupule, se trouve le globe oculaire qui n'est séparé de la capsule de Tenon que par une très faible quantité de tissu cellulaire qui lui permet de glisser comme une bourse séreuse. Le nerf optique, dès qu'il a traversé la capsule, pénètre donc immédiatement dans l'œil. Dans la loge postérieure, se trouvent le tissu cellulo-graisseux, les vaisseaux, les nerfs, les muscles de l'œil, et le nerf optique.

Le nerf optique, entré dans l'orbite par le trou qui lui est commun avec l'artère ophtalmique, se dirige en avant, légèrement en dehors et en bas et pénètre dans le globe oculaire à 3 millimètres en dedans et à 1 millimètre au-dessous de son pôle postérieur. Dans ce trajet de 3 centimètres environ, il passe au milieu du tissu cellulo-graisseux de l'orbite.

Réduit à sa plus simple expression, l'œil peut être considéré comme un diverticulum de la substance cérébrale venu à la rencontre de la lumière. Ce diverticulum, c'est la rétine à laquelle se trouve annexé un système dioptrique chargé de concentrer les rayons lumineux sur la membrane nerveuse. Quant au nerf optique, il se trouve réduit au rôle de pédicule de ce diverticulum. C'est en effet ce que nous enseigne l'embryologie. Aussi, ne devons-nous pas être étonnés de voir des tumeurs du cerveau envahir le nerf optique, ou des tumeurs de ce dernier marcher vers la substance cérébrale.

Mais ce pédicule, ce câble qui relie la rétine et le cerveau, en raison de sa grande importance, a besoin d'une grande protection. Il est entouré d'une gaine complexe dans laquelle il est isolé et où il conserve son indépendance.

De même que le nerf optique n'est que la continuation du cerveau, de même sa gaine n'est que la continuation des enveloppes de l'encéphale. En effet, nous y retrouvons la dure-mère, l'arachnoïde et la pie-mère. Au niveau du trou optique, elles se sont confondues avec le périoste excepté en bas où l'espace intervaginal communique plus facilement avec l'espace subarachnoïdien du cerveau. Arrivées au globe oculaire, elles se portent dans les enveloppes de l'œil. Mais dans cet intervalle elles sont restées séparées ; en dehors, la dure-mère ou gaine durale ; immédiatement appliquée contre le nerf, la pie-mère ou gaine piale ; entre les deux, l'arachnoïde ou gaine arachnoïdienne. Entre la gaine externe et la gaine interne piale, il y a donc un espace (espace intervaginal de Schwalbe) fermé en avant, du côté de l'œil, ouvert en arrière, du côté du cerveau. Or, cet espace lui-même est divisé en deux par la gaine arachnoïdienne : l'espace compris entre la dure-mère et l'arachnoïde (espace sus-arachnoïdien), et l'espace compris entre la pie-mère et l'arachnoïde (espace sous-arachnoïdien), celui-ci moins large que celui-là. En somme, la réunion de ces deux espaces constitue l'espace intravaginal, intervaginal, subvaginal, dénominations diverses que nous emploierons indifféremment dans le courant de notre travail.

Ces espaces eux-mêmes sont traversés par une foule de trabécules qui vont d'une façon irrégulière d'une membrane à l'autre. Donders, le premier reconnut la nature élastique de ces éléments. Ivanhoff a vu que ce tissu élastique était constitué en forme de gaines ; enfin, M. Panas (1) a démontré que ce qu'il y avait dans ces gaines élastiques, c'étaient de véritables éléments cellulaires cylindriques analogues aux cellules de la face interne de la cristalloïde antérieure.

Ces fibrilles trabéculaires sont enveloppées dans un revêtement endothélial très abondant et très riche en gros noyaux.

Knies a trouvé, en faisant des injections dans le nerf

(1) PANAS. Communication à la Société de chirurgie, 2 août 1876.

optique, même en sens centripète, que la masse injectée passait aisément dans l'autre nerf optique. Kuhnt, par contre, ne réussit pas en usant d'une faible pression (20 millimètres) à pousser des espaces intervaginaux du nerf optique la masse injectée dans ceux de l'autre nerf, mais il y parvient en usant d'une plus forte pression. Cette communication entre les espaces subvaginaux des deux nerfs optiques nous explique la propagation de certaines tumeurs d'un nerf à l'autre.

Les tubes nerveux du nerf optique sont particulièrement nombreux et minces; leur épaisseur varie de 2 à 5 μ. Ils n'ont pas de gaine de Schwann. Ils perdent leur myéline au niveau de la lame criblée.

Les faisceaux de tubes sont séparés par des prolongements venus de la gaine piale. Les tubes eux-mêmes, sont enfouis dans une substance homogène, pour Schwalbe, nettement fibrillaire, pour Ranvier, renfermant de nombreuses cellules plates à longs prolongements qui s'appliquent à la surface des tubes à myéline comme le feraient des tuiles courbes de même rayon. Cette substance a reçu le nom de *névroglie*. La lymphe circule au milieu des mailles de la névroglie, en communication avec l'espace sous-arachnoïdien et même péridural externe.

Le nerf optique est nourri par des artérioles de l'orbite qui se distribuent à la gaine et par l'artère centrale de la rétine qui pénètre dans le nerf à peu près à un centimètre de sa terminaison. Autour de la papille, les ramifications terminales de cette artère s'anastomoseraient par l'intermédiaire de capillaires, avec les artères ciliaires postérieures (cercle de Haller). D'après M. Galezowski, la coloration rosée de la papille serait due à des capillaires fournis par les artérioles de la gaine. La veine centrale de la rétine sort du nerf au devant de l'artère à quelques millimètres derrière le globe. Les deux vaisseaux cheminent ensemble dans l'épaisseur du nerf. La veine va se jeter directement dans le sinus caverneux; quelquefois elle s'anastomose par l'intermédiaire des veines de l'orbite avec les veines de la face.

CHAPITRE PREMIER

ANATOMIE PATHOLOGIQUE

Au début de ce chapitre, nous tenons à avertir le lecteur de ce qu'il va être, afin qu'il n'y cherche pas autre chose que ce qu'il y a ou qu'il ne soit pas étonné de n'y pas trouver ce qu'il y aurait cherché.

Comme au commencement de ce travail, nous avons lu attentivement toutes les observations concernant les tumeurs du nerf optique et si, de ce fait, nous étions préparé à en faire une description clinique, il ne pouvait pas en être de même pour leur étude anatomo-pathologique. Nous ne croyons pas, en effet, qu'il suffise d'un travail de cabinet, quelque consciencieux qu'il soit, pour donner son opinion sur un sujet qui demande de longues études de laboratoire. Qu'il s'agisse d'anatomie pathologique ou d'embryologie, ce n'est pas à l'imagination qu'il faut demander la solution des problèmes de ces sciences.

M. Poncet (*Arch. d'opht.*, 1871), après avoir énuméré plusieurs observations de tumeurs du nerf optique pour les rapprocher de celle qu'il vient de rapporter lui-même, termine son intéressant travail par la phrase suivante : « Cette communication rapide de matériaux épars, démontre que, dès aujourd'hui, il serait cependant possible de former un tout homogène et d'arriver à une synthèse assez complète des lésions du tractus optique ». Comme nous l'avons dit déjà, nous n'étudierons ici que les tumeurs vraies du nerf optique et nous nous bornerons à en faire l'analyse, laissant à d'autres le soin d'en faire la synthèse, qui dès aujourd'hui ne serait peut être pas facile. En effet, dans beaucoup d'observations que nous rapportons, la partie anatomique est incomplète, obscure ou faussement interprétée. Cette analyse, qui n'a pas encore été faite pour tous les cas connus est donc nécessaire. Pour la faire, nous sommes heureux de pouvoir nous appuyer sur les travaux dont nous avons déjà parlé et où nous trouvons passées au crible un grand nombre des observations que nous avons rapportées.

Willemer, en 1879, a basé son travail sur 27 observations; Vossius en 1882, a rapporté 8 nouveaux cas. De notre côté, nous avons pu recueillir 26 observations nouvelles, inconnues de ces auteurs.

Nous allons faire ici l'énumération de tous ces cas, en conservant à chacun d'eux le nom qu'il porte dans l'observation originale, quitte, ensuite, à rechercher si l'auteur leur a bien donné le nom qu'ils méritent d'après l'examen anatomique.

Énumération des tumeurs :

Sarcome	10
Myxo-sarcome	10
Myxome	9
Fibrome	4
A reporter...	33

Report...	33
Fibro-sarcome..............................	3
Fibro-myxome..............................	3
Myxome fasciculé..........................	1
Gliome.....................................	3
Glio-sarcome..............................	2
Glio-myxome...............................	1
Psammome..................................	3
Névrome....................................	3
Névrome médullaire alvéolaire.............	1
Squirrhe...................................	1
Tumeur fibro-nucléaire....................	1
Endothéliome..............................	2
Tumeurs sans détermination................	5
TOTAL..................	62

Pour beaucoup de ces tumeurs, ainsi que le font remarquer Willemer et Vossius, la désignation anatomique a été assez arbitraire. C'est ainsi, font-ils remarquer, que les cas de Græfe, Quaglino et Sichel jeune, n'ont pas dû être des myxomes purs. De même le cas de Rothmund que cet auteur désigna sous le nom de névrome et que Bull, après un second examen, appela myxome, dut être un myxo-sarcome. Nous pourrions en dire autant de quelques fibromes, mais nous y reviendrons lorsque nous étudierons en particulier chaque genre de tumeurs.

D'ailleurs, il faut reconnaître que parmi les observations que nous rapportons, il en est de très complètes, prises par des histologistes très compétents, et qui nous serviront de pierre de touche pour examiner celles qui nous paraissent douteuses. Malheureusement, parmi ces dernières, il en est de tellement incomplètes au point de vue anatomo-pathologique, que, s'il nous paraît difficile d'accepter leur dénomination, il ne nous est pas plus aisé de dire à quelle catégorie elles appartiennent. Vossius qui a trouvé ces mêmes défauts dans quelques-uns des cas qu'il a recueillis, attribue ces différences surtout à l'imperfection des méthodes de recherches aux diverses époques où ces observations ont été prises.

Nous étudierons d'abord ces tumeurs en général au point de vue de leur conformation extérieure. Nous essayerons ensuite, sur des coupes macroscopiques, de définir les rapports du nerf optique avec la tumeur et ses gaines. Enfin, nous examinerons en particulier les principales espèces de ces néoplasmes et nous nous demanderons s'il est possible, pour ces différentes espèces de tumeurs, de reconnaître leur point de départ dans la gaine ou dans le nerf. En dernier lieu, nous dirons quelques mots des lésions accessoires de voisinage.

La *forme* de ces tumeurs est généralement arrondie ou plus ou moins ovoïde. Leur grosse extrémité est dirigée tantôt du côté de l'œil, tantôt du côté du trou optique. Du côté du globe oculaire, elles se terminent en général en s'effilant; mais, parfois, elles forment, à ce niveau, une masse, une sorte de coque qui embrasse la partie postérieure de l'organe. Cette disposition s'observe surtout pour les gliomes qui ont pris naissance, soit sur la rétine, soit sur la partie intra-oculaire du nerf optique. En arrière, elles se terminent aussi quelquefois en pointe, présentant alors la forme de ces tumeurs que l'on trouve sur le trajet des nerfs des membres, des myxomes. Mais il n'est pas rare qu'elles finissent assez brusquement, arrêtées par le sommet de l'orbite. Dans ce dernier cas, où il y a un prolongement extra-orbitaire, la tumeur est en forme de sablier; elle présente une portion rétrécie bridée par le trou optique, puis elle reprend son volume sur la portion intracrânienne du nerf optique.

Quelquefois, enfin, il n'y a pas de tumeur à proprement parler, mais seulement une augmentation de volume uniforme du nerf. C'est ce qu'on observe surtout pour les endothéliomes. Un cas de ce genre nous est encore fourni par l'observation de Steffan (XXVI). L'augmentation de volume n'était que de 7^{mm}, aussi, n'y avait-il pas d'exophtalmie. L'œil fut enlevé parce qu'il était douloureux, enflammé et amaurotique, mais tout nous a porté à penser que c'était là le commencement d'une tumeur qui aurait rapidement atteint le volume des autres.

Ces tumeurs ne sont jamais pédiculées, ou du moins aucun examen anatomique n'en a révélé de telles. C'est pour cela que nous tenons pour très douteuse l'observation de Critchett (L) où la tumeur put être extirpée à l'exclusion du nerf optique. Dans une seule observation, celle de Szokalski (XII) la tumeur, de la grosseur d'une aveline, faisait nettement relief sur le nerf qui l'enfilait suivant son petit diamètre; mais ici encore, la tumeur dépassait le nerf de tous côtés.

Très rarement, ces tumeurs sont lobulées. Presque

toujours, leur surface est très lisse comme l'on se figure bien que doit l'être la gaine durale distendue. D'ailleurs un des principaux caractères de ces tumeurs est d'être parfaitement encapsulées et de ne pas s'étendre aux tissus environnants; les exceptions sont très rares ainsi que nous le verrons.

Un fait assez remarquable dans la forme de ces tumeurs, c'est la torsion qu'elles éprouvent, soit dans leur masse entière, soit à leur origine, au niveau de la portion du nerf optique comprise entre l'œil et la tumeur. Nous trouvons cette torsion spéciale dans cinq observations (II, XX, XXVIII, XLVII, XLIX). Il nous paraît encore utile d'appeler l'attention sur l'allongement du nerf coïncidant avec ces courbures. Cet allongement est de quelque importance puisque dans l'observation XX nous voyons que la tumeur qui avait en apparence une longueur de 4^{cm} était longue de 5^{cm}1/2 en tenant compte des courbures. Mais nous ne voulons pas insister davantage ici sur ce point, parce que nous avons l'intention d'y revenir à propos du mécanisme de l'exophtalmie.

Le *volume* de ces tumeurs est très variable; la plus petite avait la grosseur d'un demi-petit pois (LIII), et la plus grosse, les dimensions d'un gros œuf d'oie (XLV). Cette dernière pesait 11 onces. Celle de Veron (XLVIII) pesait 22 grammes. Celle de de Wecker et Poncet avait aussi un volume considérable. Leur grosseur moyenne varie du volume d'un œuf de pigeon à celui d'une noix; ce sont là les deux termes de comparaison le plus souvent employés.

Consistance. — D'un façon générale, on peut dire que ces tumeurs sont molles, ce qui est bien en rapport avec ce fait que le tissu myxomateux domine souvent dans ces néoplasmes. Sichel compare leur consistance à celle d'une vessie fortement distendue par un liquide. Mais comme on a rarement affaire à des myxomes purs et que le tissu fibreux ou sarcomateux y prend aussi une certaine part, il n'est pas étonnant que cette consistance soit très variable. Sur une même tumeur, on trouve souvent des points durs à côté de points mous ou même fluctuants; ceux-ci correspondent à des poches remplies d'un liquide visqueux caractéristique du myxome. Dans plusieurs observations nous voyons que des tumeurs paraissant très volumineuses d'abord, se réduisaient ensuite considérablement lorsque l'un de ces kystes s'était vidé.

Rarement, ces tumeurs sont dures. Cependant si l'on a affaire à un fibrome pur, comme dans le cas de Parisotti et Despagnet, on aura aussi la consistance spéciale de ces sortes de tumeurs.

Rapports. — Comme nous le verrons plus loin à propos de l'exophtalmie, on pourrait croire que ces tumeurs qui amènent souvent une propulsion énorme du globe oculaire se trouvent immédiatement accolées au segment postérieur de l'œil; or il n'en est rien. Rarement tout le nerf est englobé par le néoplasme. Le plus souvent, il existe entre l'œil et la tumeur une portion du nerf optique dont la longueur varie de 2 à 3^{mm}, à 10 à 15^{mm}. C'est ce qui nous explique pourquoi il est possible de trouver un paquet cellulo-adipeux interposé entre l'œil et la tumeur. La plus grande partie du tissu cellulaire de l'orbite est refoulée soit en arrière soit sur les côtés; mais il est très facile de comprendre qu'il s'en puisse trouver aussi au-devant de la tumeur; et nous verrons plus loin que ce paquet graisseux a pu donner au doigt une fausse sensation du néoplasme.

Si nous imaginons maintenant une coupe antéro-postérieure à travers le globe et la tumeur, il nous sera facile d'étudier les rapports du nerf avec le tissu environnant et avec les différentes couches du néoplasme.

Fréquemment la papille fait un relief notable sur la surface de la rétine. Elle est gonflée quelquefois d'une façon uniforme en se confondant insensiblement avec les parties avoisinantes de la rétine; mais dans bien des cas, cette tuméfaction est irrégulière, le relief étant plus marqué d'un côté que de l'autre.

Il est possible que ce gonflement abrupt soit dû à un envahissement de l'extrémité intra-oculaire du nerf par les éléments du néoplasme mais fort peu d'observations sont explicites à ce sujet.

Dans l'observation XL, l'ophtalmoscope avait montré au niveau de la papille trois élevures bien distinctes par leur relief et leur coloration. L'examinateur pensa avoir affaire à une tumeur du nerf immédiatement derrière l'œil et envoyant des prolongements dans l'extrémité intra-oculaire. Après l'opération, on vit que le nerf intra-orbitaire était atrophié mais exempt de néoplasme. Seulement, on trouva disséminées dans l'orbite 6 petites tumeurs myxomateuses. L'examinateur pensa que les trois élevures de la papille étaient de même nature, mais nous ne savons pas si cette hypothèse se trouva justifiée par l'examen microscopique.

Immédiatement derrière l'œil, se voit la coupe de la portion du nerf non comprise dans la tumeur. Dans la plupart des cas, le nerf optique est très mince, comme étranglé au niveau de la lamina cribrosa; la gaine, à ce niveau, n'est pas infiltrée d'éléments néoplasiques ou plutôt elle n'existe plus puisqu'elle se confond avec les enveloppes de l'œil. Mais d'abord après, le nerf augmente de volume d'une façon progressive jusqu'à la tumeur elle-même. Sur cette portion du nerf, la striation due aux fibres nerveuses est encore bien visible et tranche même à l'œil nu sur l'aspect uniforme du tissu intervaginal hypertrophié. C'est là ce que l'on voit le plus ordinairement; mais dans quelques cas, cette portion du nerf, loin d'être augmentée de volume, est atrophiée et réduite à l'état de cordon fibreux comme c'est noté dans certaines observations.

Arrivons maintenant à la tumeur elle-même. Ici, nous avons à examiner plusieurs parties : le nerf, l'espace inter-vaginal et les gaines. Ce qui va suivre, se rapporte à la généralité pour ne pas dire à la totalité des tumeurs du nerf optique. En effet, si nécessairement la tumeur a commencé au niveau du nerf ou de sa gaine et non pas en ces deux points à la fois, toujours est-il qu'à une période plus avancée, le néoplasme a envahi toutes ces parties, de sorte qu'il n'est pas une seule observation où l'on puisse affirmer de par l'aspect macroscopique de la tumeur, quelle partie du nerf a été envahie la première.

A son entrée dans la tumeur, et dans le parcours de quelques millimètres, le faisceau nerveux conserve les caractères que nous lui avons vus tout à l'heure ; il a une apparence striée, et n'est pas sensiblement augmenté de volume ; mais plus loin, vers le centre de la tumeur, il peut présenter, suivant les cas, des aspects bien différents. Le plus souvent, les fibres nerveuses s'écartent peu à peu les unes des autres à la partie antérieure, s'éparpillent au centre, et se rapprochent de nouveau à l'extrémité postérieure du néoplasme pour en sortir en faisceau comme elles y étaient entrées.

Si on a affaire à une tumeur plus ancienne, les fibres nerveuses sont encore reconnaissables aux deux extrémités du fuseau, mais au centre, il n'y a plus que du tissu néoplasique et le nerf a disparu.

Quelquefois, les tubes nerveux sont éparpillés à la surface de la tumeur au-dessous des gaines, tandis que la masse néoplasique occupe le centre. C'est ce que l'on observe particulièrement dans les myxomes du nerf optique, comme d'ailleurs dans ceux des autres nerfs.

Dans l'observation IX nous relevons un détail curieux : c'est que tous les tubes nerveux étaient détruits à l'exception d'une petite bande située tout à fait à la périphérie de la tumeur, au-dessous de la gaine externe. Or la papille tuméfiée dans une grande étendue de sa surface, avait, au contraire, un niveau à peu près normal, du côté correspondant à ces fibres conservées.

Enfin, lorsque la tumeur est arrivée à une période plus avancée, il n'est plus possible de distinguer le nerf des éléments du néoplasme qui l'ont envahi et remplacé.

En dehors du faisceau nerveux, on voit l'espace intervaginal plus ou moins élargi. Etroit à la partie antérieure de la tumeur, il s'agrandit à la partie moyenne et se rétrécit de nouveau en arrière lorsque la tumeur ne dépasse pas le trou optique. L'aspect du tissu qui le remplit est différent suivant le genre de la tumeur. Le plus souvent, ce tissu mou et gélatineux est parsemé de kystes plus ou moins volumineux. Ce sont là, en effet, les caractères du myxome et du myxo-sarcome qui constituent la grande majorité de ces tumeurs.

La gaine externe peut être suivie depuis la sclérotique avec laquelle elle se continue, jusque sur la tumeur. Cette membrane conserve ordinairement son épaisseur ; rarement elle est épaissie. Beaucoup d'observations signalent qu'elle peut s'enlever facilement de la surface de la tumeur.

L'état de la gaine interne est subordonné au degré d'ancienneté de la tumeur et aussi probablement au point de départ du néoplasme. Dans certains cas, en effet, on voit, sur la coupe, un liséré bien net qui sépare le faisceau nerveux de l'espace intervaginal ; mais le plus souvent, cette gaine est détruite, soit en certains points, soit dans toute son étendue.

Une partie de ces détails peut être vue sur la figure 1 qui représente une coupe antéro-postérieure. Elle est empruntée à l'observation de Hulke. Mais ici, la tumeur n'est pas bornée à la portion intra-orbitaire du nerf, ainsi qu'on peut le voir par la section qu'on a faite le chirurgien en plein néoplasme, immédiatement au devant du trou optique (s. c.). On y voit bien l'irradiation des fibres du nerf optique (n.) dans l'épaisseur de la tumeur. Quant à l'espace intervaginal (e. i.) ses dimensions sont considérablement augmentées par le néoplasme qui l'a envahi jusqu'au niveau de la sclérotique. On y voit aussi un détail qui a été observé assez fréquemment, c'est que le

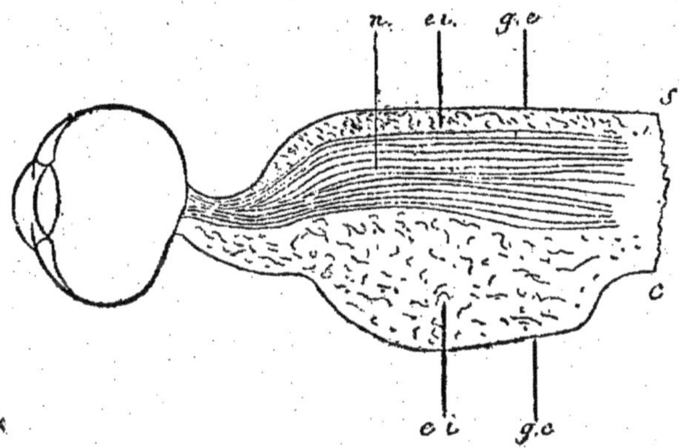

nerf ne traverse pas la tumeur suivant son axe, mais bien plus près de son bord supérieur. D'ailleurs le professeur Knapp a remarqué dans plusieurs des cas qu'il a examinés, que le néoplasme empiétait davantage sur le côté interne du nerf, ce qui, comme nous le verrons, est assez en rapport avec l présence fréquente d'un prolongement de la tumeur dans l'angle supéro-interne de l'orbite, ainsi qu'on le trouve par la palpation. Cette même figure nous montre que la gaine extrne (g. e.) recouvre la tumeur qui est ainsi parfaitement enkystée. Quant à la gaine interne, on ne la distingue pas.

Examinons maintenant une coupe transversale sur la

figure 2. Nous avons dessiné cette figure d'après une coupe faite par M. Vassaux au niveau de la partie antérieure de la tumeur, ou plutôt du nerf optique, au moment où entrant dans le néoplasme, il commence à être envahi. Cette coupe ne représente que la moitié du nerf, l'autre moitié ayant été enlevée pour les besoins d'un examen plus approfondi. Nous y voyons d'abord deux parties principales : une centrale, le nerf; une périphérique, le néoplasme qui a envahi l'espace intervaginal.

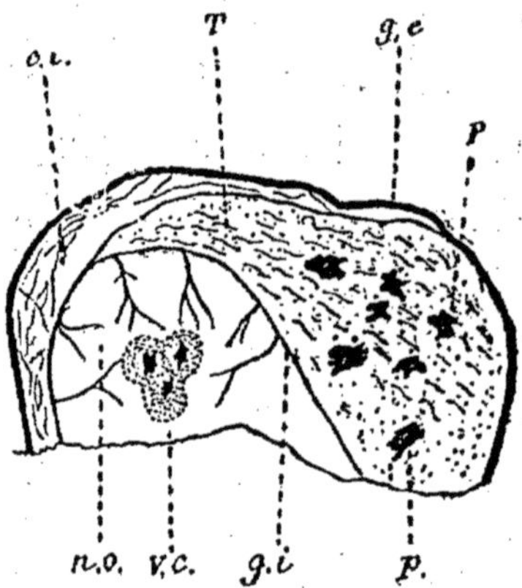

Le nerf optique (n. o.) n'a pas sensiblement changé de volume, seulement, les cloisons interfasciculaires sont plus marquées. Au centre on voit les vaisseaux centraux (v. c.). Autour d'eux, comme s'il y avait eu une hémorrhagie, se voient de très nombreux globules rouges. Immédiatement en dehors du nerf, se voit la gaine interne (g. i.) qui est assez bien marquée.

Dans la portion périphérique, nous voyons l'espace intervaginal (e. i.) constitué par du sarcome à un stade déjà avancé. Dans son épaisseur, se trouvent de nombreux foyers de pigment sanguin (p.). On voit que l'espace intravaginal dilaté et rempli par la tumeur à droite, est beaucoup plus étroit et en partie libre à gauche où l'on peut voir encore les trabécules allant d'une gaine à l'autre.

En dehors de cet espace se voit la gaine externe (g. e.) qui a conservé son épaisseur.

Autour d'elle, le tissu cellulaire de l'orbite ne présente rien de particulier.

Cette figure représente un grossissement de dix fois environ. Des coupes faites plus près de l'œil représentent un degré moins avancé. A mesure qu'on s'avance vers la tumeur, l'espace intervaginal est plus dilaté et le nerf se confond de plus en plus avec le néoplasme. Nous n'avons pas cru devoir donner des dessins de ces diverses coupes parce que, aux dimensions près, elles offrent à peu près le même aspect.

La configuration de la coupe transversale de cette tumeur qui était un sarcome est aussi celle de beaucoup d'autres, surtout de celles où le néoplasme a débuté dans l'espace intervaginal. Mais il est évident que l'aspect sera tout autre pour un myxome, par exemple, où les éléments de la tumeur sont répandus d'une façon uniforme, et où les tubes nerveux sont souvent dispersés à la périphérie.

Etude microscopique.

Considérant qu'un examen attentif de ces tumeurs est indispensable avant de les classer définitivement, nous avons l'intention de nous livrer à un examen critique de quelques-unes d'entre elles ; mais peu confiant en notre propre autorité pour un pareil travail, nous nous aiderons largement des travaux des auteurs déjà cités pour les observations déjà parues dans des travaux d'ensemble; pour les autres, nous ne nous permettrons que les réfutations qui s'imposent par la lecture de l'observation elle-même.

Nous n'avons pas l'intention, pour chaque genre de tumeur, d'en donner la description classique, ce qui allongerait inutilement notre travail; cependant, il est essentiel d'avoir présente à l'esprit la structure du myxome, dont le tissu se retrouve dans le plus grand nombre de nos tu meurs.

« Les myxomes sont des tumeurs gélatiniformes, tremblotantes, parcourues par des vaisseaux faciles à voir et à isoler. Quand on les racle, on obtient un liquide semblable à une solution de gomme arabique ; ils ne contiennent jamais de suc laiteux.

« Dans le liquide ainsi obtenu, on trouve des globules rouges du sang, car on a exprimé le contenu d'un certain nombre de vaisseaux sectionnés et des cellules variées de forme, rondes, anguleuses, allongées en fuseau, munies quelquefois de prolongements, possédant un ou plusieurs noyaux, toutes pâles et à contours mal indiqués, parce qu'elles sont vues dans une substance presque aussi réfringente qu'elles-mêmes. C'est ce qui a fait dire jadis que les tumeurs colloïdes n'avaient pas d'éléments cellulaires » CORNIL ET RANVIER.

Connaissant la structure du myxome pur, voyons si les

9 observations qui sont désignées sous ce nom méritent cette dénomination anatomique.

Obs. IV. — L'auteur, sans donner le détail de l'examen microscopique, dit que la tumeur était composée de deux parties : l'une, qui pouvait être appelée névrome fibrillaire ; l'autre, myxome lacunaire. Les faisceaux de tissu conjonctif semblent avoir joué ici un grand rôle et avoir donné des aspects différents à la tumeur, suivant leur texture.

Obs. V. — Il y avait une trame fibro-cellulaire abondante et beaucoup de cellules rondes étaient devenues graisseuses. Outre que le tissu fibreux était assez abondant, nous voyons que ce myxome avait subi un certain degré de dégénérescence lipomateuse.

Obs. VII. — Ici il n'y avait qu'un faible degré de dégénérescence graisseuse et une légère pigmentation cellulaire.

Obs. VIII. — L'examen démontra, dit l'observation, que c'était un sarcome avec transformation myxoïde partielle.

Obs. IX. — Ce cas, bien que nous n'ayons pas l'examen microscopique, nous paraît être un myxome pur. En effet, comme dans les myxomes des autres nerfs, la masse néoplasique était au centre et les tubes nerveux dispersés à la périphérie.

Obs. XIII. — La tumeur se composait de tissu fibreux, dont les brides emprisonnaient des kystes de grandeur variable.

Obs. XXIII. — Ici le myxome paraît à peu près pur.

Obs. XLIII. — Pas d'examen microscopique.

Obs. XLV. — Ce qui domine dans les coupes, conclut l'auteur, c'est le tissu conjonctif, aussi avons-nous affaire à un véritable myxome-cellulaire.

Tout en acceptant que le tissu myxomateux domine dans ces 9 tumeurs, nous devons dire cependant que nous n'y trouvons guère qu'un seul cas de myxome pur, ce qui prouve que le myxome se trouve souvent associé à d'autres tissus. En effet, parmi nos tumeurs, nous trouvons un glio-myxome, trois fibro-myxomes, un myxome fasciculé et neuf myxo-sarcomes.

Dans le cas unique de *glio-myxome* (Obs. II), le tissu myxomateux domine, mais on trouve dispersées, surtout entre les faisceaux du nerf, de nombreuses cellules gliomateuses de 6 à 12 μ, dans un réticulum formé de filaments très fins. La rétine décollée était également atteinte de dégénérescence gliomateuse.

Le myxo-fibrome est représenté par trois cas, dont deux sont assez incomplètement décrits. Dans le troisième, de Véron, Obs. XLVIII, nous voyons que le tissu muqueux ne se trouve que par places. Dans les autres points, il y a du tissu conjonctif fasciculé adulte.

On ne trouve que très peu de tissu embryonnaire, d'où ont dû naître les cellules fibro-plastiques. Tout ce tissu est parcouru par de nombreux vaisseaux assez volumineux.

L'observation de M. Poncet (XXXVI) qui nous fournit un bel exemple de myxome fasciculé, compte parmi nos cas le plus complètement décrits et le plus savamment interprétés. Nous ne saurions mieux faire que d'y renvoyer le lecteur et de rapporter ici les réflexions de l'auteur à propos de son cas si intéressant.

« Quelle est cette tumeur ? Quels sont les éléments du nerf optique dont elle dérive ?... Voilà les deux questions importantes que nous devons résoudre.

« Il est évident que le néoplasme contient des cavités muqueuses et des cellules caractéristiques du myxome. Par conséquent, ce qualificatif est indiscutable dès le premier examen, au moins pour une partie de sa constitution. Mais ces fibres-cellules, ces trousseaux en longues travées, formant des mailles à contenu gélatineux, comment se sont elles formées ? Nous avouons avoir hésité quelque temps à nous faire une opinion arrêtée sur ce sujet, précisément en voulant nous reporter à la structure du nerf optique. Tout d'abord, il nous avait semblé que ces fibrilles si longues offraient une grande analogie avec les fibrilles élastiques de la névroglie, que nous avons décrites à l'état normal, comme entourant de leur lacis les faisceaux secondaires du tractus optique : leur hypertrophie expliquait très bien la disparition des éléments nerveux et, à ce titre, la tumeur pouvait être considérée comme un névrogliome myxomateux.

« Cependant les fibrilles de notre tumeur étaient fortement attaquées par l'acide acétique et surtout azotique, qui ne les jaunissait pas; leur nature élastique ne pouvait donc être acceptée.

« Après mûr examen, il nous a semblé que cette conception était inadmissible, parce que nous ne pouvions suivre pas à pas le développement de ces trousseaux, considérés comme névrogliques, tandis qu'en portant notre attention sur les cavités myxomateuses et en étudiant les formes si variées de leur protoplasma, nous avons pu reconstituer la tumeur depuis la simple cellule ronde jusqu'aux fibres.

« En effet, si nous prenons ces éléments encore sphériques, nous pouvons voir dans la même cavité, à côté d'eux, d'autres cellules dont le protoplasme s'allonge immédiatement pour donner naissance aux fibrilles du trousseau. Si nous n'avons pas pu obtenir par les dissociations les plus méticuleuses de cellules polygonales avec de forts longs prolongements, c'est que, dans ce myxome, les éléments ont une délicatesse extrême et sont beaucoup plus fragiles que dans les fibro-sarcomes; la consistance de la tumeur était due, nous l'avons dit, à la conservation d'un certain nombre de trousseaux secondaires de la gaine interne; cependant nous avons constaté la présence d'éléments qui ne laissent aucun doute, soit sur le mode de développement de ces fibrilles, soit sur leur véritable état.

« A côté des cellules muqueuses à fibrilles, d'autres de même nature, ou peut être endothéliales, s'anastomosent entre elles à plein canal par de larges surfaces, circonstance fréquente dans la formation du tissu muqueux ou même des cellules de revêtement.

« Pour toutes ces raisons, nous rangerons cette tumeur dans les myxomes vrais. La caractéristique du cas spécial est la formation des faisceaux ; nous dirons donc : *myxome fasciculé.*

« Ce mode de structure, assez rare dans les myxomes, est attribuable ici à la conformation même du tissu où s'est produit le néoplasme. N'avons-nous pas vu que les travées connectives anciennes s'étaient conservées, presque partout altérées, il est vrai, mais très bien reconnaissables à leur coloration rose vif carmin? C'est entre ces loges anciennes que le myxome s'est primitivement développé, franchissant bien sur quelques points cette barrière, envoyant çà et là des fibres irrégulières, cependant c'est véritablement le moule dans lequel s'est primitivement développée la tumeur.

« Dernière question. Aux dépens de quels éléments est alors né ce myxome?

« Nous l'attribuons à ces cellules décrites par tous les auteurs dans les faisceaux mêmes du nerf optique, cellules à prolongements, cellules endothéliales, formant un revêtement interrompu aux petits trousseaux secondaires des fibres optiques.

« Et comme le nom de névroglie ou de cellules de la névroglie leur avait été donné, de même qu'aux fibrilles contestées par Schwalbe, mais admises généralement, rien ne s'opposerait à la dénomination rejetée tout à l'heure : celle de névrogliome myxomateux.

« Cette qualification aurait l'avantage de rappeler ainsi

l'origine du tissu pathologique. Néanmoins elle est mauvaise, parce qu'elle prête une confusion avec le réseau élastique. Cependant, poussons plus loin l'analogie : il n'est pas démontré que le réseau fibrillaire névroglique ne soit pas constitué par les prolongements mêmes des cellules de la névroglie; c'est un point que l'anatomie normale n'a pas encore éclairci. Si nous admettons cette connexion, notre tumeur pourrait être alors décrite comme une hypertrophie muqueuse de ce réseau.

« Quoi qu'il en soit, nous tenons à faire remarquer (et nous avons déjà insisté sur ce fait dans notre Atlas d'anatomie pathologique, pl. XXXVI et suivante), que les cellules rameuses du parenchyme, cellules névrogliques, sont le siège fréquent d'altérations morbides. Cette observation démontre qu'elles ont donné lieu dans ce cas au développement du myxome. »

Avec cette dernière observation, nous signalerons comme particulièrement complètes et bien décrites, quelques-unes de celles qui ont rapport au *myxo-sarcome*. Les observations de Willemer et Leber (XX et XXI) celles de Vossius et Leber (XXVIII et XXIX) enfin celle de Johnson (XLIX) sont de véritables modèles du genre.

Il existe une grande ressemblance entre ces cinq observations : dans toutes nous voyons de longues cellules fusiformes dépassant plusieurs fois le champ du microscope, dont les extrémités sont contournées en spirales; des cellules étoilées à plusieurs prolongements plus ou moins bifurqués; enfin, ce qui est plus particulier, au niveau du corps ou des prolongements, des cellules, ces gonflements variqueux remplis d'une matière que Vossius croyait être de nature colloïde mais que Johnson a attribuée à la dégénérescence hyaline.

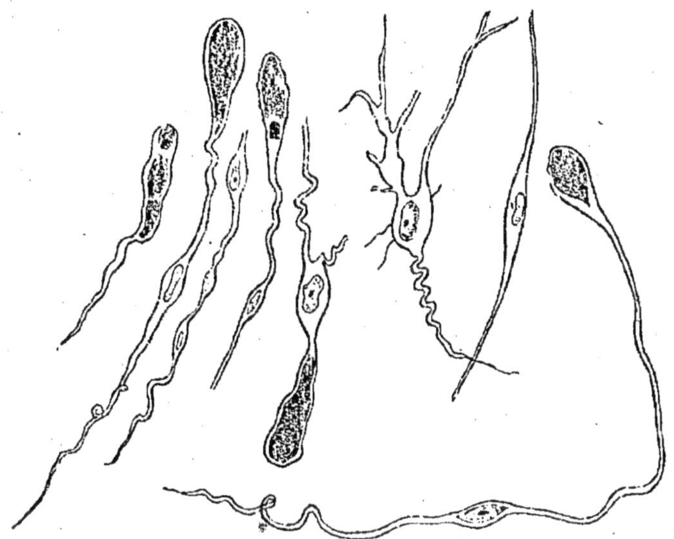

Nous choisissons la description microscopique du cas de Johnson, faite par Prudden, pour donner une idée de ces myxo-sarcomes.

Examen microscopique. — Enchevêtrement d'amas et de faisceaux de paquets de cellules serrées, séparées par des faisceaux minces et lâches d'un tissu connectif fibrillaire, dense. Peu de vaisseaux. Le tissu connectif et les fibrilles pénètrent dans beaucoup de ces amas de cellules; on y trouve aussi de délicates fibres élastiques. En quelques points et notamment, immédiatement contre le nerf optique, le tissu conjonctif fibrillaire domine, mais ce sont les amas cellulaires qui forment la plus grande partie de la substance. En quelques points de la tumeur, on voit distinctement des îlots de tissu myxomateux, en d'autres points, les amas cellulaires apparaissent simplement œdémateux et ressemblent à du tissu muqueux. On voit partout entre les cellules de la tumeur, très éparses en certains points, très nombreuses ailleurs, des coupes de corps très irréguliers plus ou moins transparents qui paraissent en connexion avec les cellules ou avec les plus petits vaisseaux sanguins. Ces corps transparents ont en général une apparence amyloïde, mais ils ne donnent pas la réaction de l'iode ou du violet de méthylène. Ils sont au contraire très bien colorés par l'éosine (particulièrement par la fuchsine acide), le vert de méthylène et par l'hématoxyline. Cette coloration résiste à l'acide acétique, à l'alcool et à la potasse caustique à 30 0/0. Ils sont très peu colorés par le carmin. Cette apparence générale et ces réactions semblent indiquer que ces corps peu réfringents, trouvés çà et là dans la tumeur, résultent de ce que Recklinghausen (1) a désigné sous le nom de dégénérescence hyaline. La forme des cellules composant la plus grande partie de la tumeur, ainsi que le mode d'origine des masses hyalines, décrites plus haut ont été bien vus dans les préparations colorées et étudiées avec soin.

La plupart de ces cellules sont fusiformes, minces, et très longues avec un noyau sphérique ou allongé. Quelques-unes de ces cellules sont assez minces et assez longues pour qu'on puisse les confondre avec de simples fibres, car il faut un examen attentif pour voir leur petit

(1) Recklinghausen. In *Billroth u. Lucke's Deutsche, chirurgie.* Lief, 2, und 3, page 404.

noyau. Il y a d'autres cellules fusiformes plus petites. Quelques-uns des prolongements de ces cellules forment des spirales. Quelques cellules rondes. L'étude de ces préparations nous montre de la manière la plus évidente le mode d'origine de cette substance hyaline. Elle est formée d'une dégénérescence irrégulière de certains points des cellules qui sont transformées tantôt en partie, tantôt tout entières en cette substance hyaline et déformées en proportion. Dans quelques cas, la cellule n'est pas dégénérée dans toute son épaisseur et l'on voit des masses irrégulières ou des gouttelettes brillantes complètement enfermées par le protoplasma de la cellule.

Le Dr Johnson n'a pas reçu sa tumeur assez fraiche pour qu'il ait pu employer les réactions micro-chimiques ordinairement employées pour les coupes fraiches. Mais une série d'épreuves applicables au tissu nerveux ont été faites et aucune d'elles n'a décelé la présence de tubes nerveux dans la tumeur en dehors des limites du nerf.

Au nombre de ces épreuves, nous citerons la coloration prolongée par le chlorure d'or, la réduction dans une solution de soude caustique, l'usage de chlorure de palladium et enfin la coloration par le carmin.

Le microscope démontre que l'augmentation de volume du nerf passant à travers la tumeur est due à l'hyperplasie du tissu conjonctif qui divise le nerf en faisceaux; que les intervalles des tubes nerveux sont augmentés et enfin qu'on y trouve des cellules semblables à celles qui composent la majeure partie de la tumeur. On y voit aussi la dégénérescence hyaline surtout abondante à la périphérie des faisceaux conjonctifs.

Les tubes nerveux sont pour la plupart atrophiés à la partie moyenne et postérieure de la tumeur. Sur la portion du nerf située entre la tumeur et le globe, on voit simplement une hyperplasie conjonctive avec atrophie correspondante des tubes nerveux et çà et là de petites masses de matière hyaline, mais pas de cellules caractéristiques de la tumeur. Dans le tissu propre de la tumeur, on voit la dégénérescence hyaline des parois de petits vaisseaux capillaires.

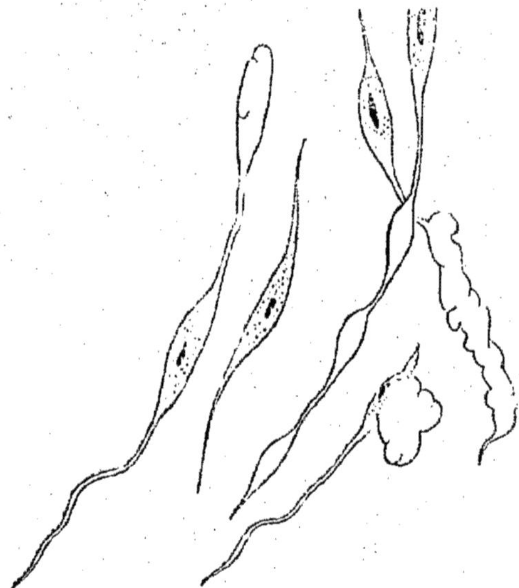

Dans le globe, hyperplasie du tissu conjonctif du nerf, atrophie des éléments nerveux et épaississement des parois des vaisseaux rétiniens.

La tumeur paraît provenir de la névroglie ou du tissu conjonctif de la gaine interne. Elle occupait surtout l'espace intervaginal et peu le nerf lui-même.

Si l'on veut comparer cette description à celles de Willemer, Vossius et Leber (fig. 3), on verra facilement que ces auteurs ont eu sous les yeux les mêmes éléments anatomiques, mais que Johnson et Prudden instruits par les cas qui avaient précédé le leur, paraissent les avoir interprétés avec plus d'assurance grâce aux divers réactifs qu'ils ont employés.

Les autres observations de myxo-sarcome sont loin d'être aussi complètes que ces dernières; cependant il est facile d'y trouver de nombreux points de ressemblance.

La dénomination de myxo-sarcome est-elle suffisante pour ces cas? Ni dans le sarcome ni dans le mixome l'on ne trouve ces masses hyalines. Il y a donc ici quelque chose de particulier et il nous semble que ces tumeurs auraient besoin d'une dénomination plus complète.

Les *sarcomes* constituent la classe la plus nombreuse de ces tumeurs; c'est du moins ce que nous dit notre statistique. Mais comme plusieurs de nos observations sont fort incomplètes, nous sommes porté à croire que cette proportion est exagérée. Ces néoplasmes paraissent naitre ordinairement de l'espace intravaginal. Dans un cas même (XLIV) nous voyons le sarcome limité à la gaine externe; mais nous nous demanderons plus loin si ce n'était pas un envahissement secondaire.

Grâce à l'obligeance de M. le professeur Cornil, nous avons pu examiner des préparations microscopiques d'un sarcome opéré par M. Tillaux.

Nous croyons devoir rapporter ici la description faite par M. Cornil lui-même :

Dans la tumeur elle-même on trouve de grosses cellules fusiformes à noyaux ovoïdes, dont le protoplasma à prolongement unique ou multiple semblait s'anastomoser avec les cellules voisines; à côté, des cellules rondes embryonnaires.

On y voit aussi de nombreux vaisseaux très dilatés. Leurs parois au lieu d'être minces comme dans les sarcomes embryonnaires et formées de cellules embryonnaires, sont, au contraire, épaisses, formées de leur paroi propre entourée de cellules embryonnaires qui constituent en partie la tumeur sarcomateuse.

Dans ces préparations, on voit de nombreux amas pigmentaires; il y en a soit dans le protoplasma même des cellules, soit en dehors de ces cellules. Ce pigment paraît être du pigment sanguin et non du sarcome mélanique; en effet, comme le pigment sanguin, il a une coloration jaune orangée due à l'hématoïdine et une forme cristalline, tandis que la couleur du sarcome mélanique est noirâtre et les cellules mélaniques sont arrondies.

On trouve aussi de grosses cellules adipeuses et à côté de quelques-unes d'entre elles, des cellules embryonnaires dénotant l'inflammation de ces cellules adipeuses. A côté, dans la même préparation, des amas de pigment sanguin, jaunâtre.

Dans une autre préparation, on a une coupe longitudinale du nerf optique.

a. Une dégénérescence sarcomateuse des faisceaux conjonctifs qui entourent le nerf optique. Cellules fusiformes à noyau ovalaire contenant du pigment.

b. Dégénérescence granulo-graisseuse des tubes nerveux. On y voit des tubes nerveux ayant à leur périphérie dans tout leur trajet, des globules noirâtres qui ne sont autre chose que des grumeaux de myéline colorés par l'acide osmique. Entre les tubes nerveux on voit une grande quantité de tissu sarcomateux.

Le cylindre-axe est conservé, au moins dans les tubes contenus dans la préparation.

Les muscles de l'œil sont atteints de dégénérescence cireuse.

Cette tumeur était très vasculaire ce qui explique les nombreuses extravasations sanguines et le pigment qu'elle contenait.

Sur des coupes transversales de la tumeur (fig. ?) faites par M. le Dr Vassaux, nous avons pu voir que le néoplasme occupait surtout l'espace intravaginal. Malgré toutes nos recherches, il nous a été impossible d'y trouver des traces de myxome ou des cellules remplies de matière hyaline comme celles que nous avons vues dans le myxo-sarcome.

Cette tumeur qui a évolué en dix-huit mois a eu une marche assez rapide; on est donc en droit de se demander ce qu'elle serait devenue par la suite et si la dégénérescence myxomateuse ne serait pas venue s'y ajouter.

Le *fibro-sarcome* dont nous rapportons trois observa- (XLVI, XXVI, XXXIX) a une grande analogie avec le sarcome. Il ne s'en distingue que par une plus grande abondance de tissu conjonctif adulte. Le néoplasme avait envahi également le nerf et l'espace intervaginal. D'ailleurs ces observations ne sont pas assez complètes pour que nous puissions nous étendre davantage à leur sujet.

Les *fibromes* sont au nombre de quatre (XXIV, XXXII, LI, LXI).

Le premier XXIV nous paraît d'une dénomination fort arbitraire ou du moins peu justifiée si nous en jugeons par la description d'ailleurs fort incomplète.

L'auteur y parle de fibres présentant sur les coupes une apparence sphérique sans structure. Ailleurs, il ajoute que cet aspect de substance hyaline se perd sur la tumeur où l'on voit un treillis fibrillaire assez lâche. Pour cette observation, comme pour beaucoup d'autres, si l'on peut douter de l'exactitude de la désignation anatomique, il est difficile, d'après la description d'en proposer une meilleure.

L'observation XXXII, ou du moins le résumé que nous en avons lu, se contente d'affirmer qu'on avait affaire à un fibrome originaire du tissu intravaginal.

Il en est de même de l'observation (XLI) de Mackenzie. D'ailleurs, il est fort douteux que la tumeur appartînt au nerf optique puisque le chirurgien l'a enlevée en conservant le nerf, ce qui est contraire à ce que nous savons de ces tumeurs.

L'observation (LVI) de MM. Parizotti et Despagnet, nous offre un beau spécimen de fibrome pur dont nous plaçons ici la description résumée :

Soit à la périphérie soit dans la tumeur elle même, on trouve des fibres de tissu conjonctif formant par leur réunion des faisceaux disposés en tous sens et s'entrelaçant de tous côtés. Ce tissu est très compacte ; seulement quelques traces de vaisseaux à la périphérie. Nulle part des cellules d'une espèce quelconque en dehors de celles qui sont propres au tissu conjonctif et celles-ci étaient même en petit nombre. Grande quantité de noyaux du tissu conjonctif.

Nombreux faisceaux de fibres assez volumineux coupés transversalement, très bien colorés, soit par le picro-carminate d'ammoniaque, soit par l'hématoxyline.

Un fait intéressant, c'est que l'espace intravaginal a complètement disparu dans un point occupé par du tissu conjonctif qui se différencie de celui de la périphérie par ce fait seul que les faisceaux qui les composent sont beaucoup plus fins et que le réticulum formé par la substance fondamentale est beaucoup plus serré. Pas d'autres éléments spéciaux; il ne s'agissait donc que d'un amas de fibres de tissu conjonctif. Il n'y a pas non plus de vaisseaux Ce tissu conjonctif intravaginal se continue directement d'un côté avec la gaine externe et de l'autre avec l'interne, qui, toutes les deux sont considérablement épaissies.

Le tissu conjonctif interfasciculaire du nerf est lui-même très hyperplasié de sorte que les faisceaux nerveux sont fortement comprimés. Les tubes nerveux sont en général atrophiés et cette atrophie s'observe surtout au niveau des points où le tissu conjonctif de nouvelle formation est plus abondant.

Les vaisseaux comprimés également sont exsangues et tendent à s'oblitérer. L'artère et la veine centrale sont parfaitement normales.

En somme, disent les auteurs, l'examen microscopique nous a montré uniquement une énorme production de tissu conjonctif fibreux, qui commence à la gaine externe du nerf, envahit et remplit en partie l'espace intervaginal et de là se continue dans la gaine interne et dans le nerf optique. C'est un tissu compacte surtout à la périphérie et complètement dépourvu de vaisseaux; car ceux que nous avons trouvés dans le nerf lui-même sont les vaisseaux normaux en voie d'oblitération. Cette oblitération nous donne l'explication de la couleur blanche de la papille observée à l'ophtalmoscope.

Il nous paraît évident, en effet, que cette tumeur était composée uniquement de tissu fibreux. Nous le voyons occuper tout l'espace intervaginal et empiéter sur le nerf lui-même par l'hypertrophie des faisceaux interfasciculaires. Pas de vaisseaux de nouvelle formation, et ceux qui existent sont rétrécis comme si le tissu au milieu duquel ils sont plongés avait subi un commencement de sclérose.

Cette observation est pour nous d'une grande importance parce qu'elle nous permet d'affirmer l'existence du fibrome pur du nerf optique.

Le *Psammome* est représenté par trois observations (XIX, XXX, LIV). De ces trois cas, le premier (Dusaussay) nous paraît indiscutable ; c'est un véritable type de sarcome angiolithique. Nous regrettons seulement que l'auteur n'ait pas insisté davantage sur l'état du nerf.

L'observation XXX ne donne pas les détails de la description.

Quant à la troisième (LIV) nous ne pourrions pas affirmer qu'elle fut bien un psammôme. Cette dénomination n'est justifiée que par un passage très court où l'auteur parle de cellules endothéliales en couches concentriques incrustées à leur centre. Il n'est pas question de vaisseaux, ce qui est regrettable pour un sarcome angiolithique.

D'autre part, ce qui corrobore nos doutes c'est que nous avons trouvé dans quelques bibliographies cette tumeur rapportée à un endothéliome.

Le *gliome* soit pur soit associé au sarcome ou au myxome, s'est rencontré six fois dans nos observations.

Pour les trois cas de gliome pur (XXXVII, XVIII, LIX) nous devons nous demander si le néoplasme a débuté par le nerf ou par la rétine.

Pour le cas examiné par Wirchow (XVIII), il n'y a pas de doute ; le gliome appartient bien au nerf puisque la rétine n'est pas atteinte.

Les deux autres sont douteux. En effet, dans l'observation XXXVIII, la tumeur faisait une saillie de 1/2 centimètre dans la cavité oculaire, de plus, l'auteur accuse quelques cellules du néoplasme dans la rétine épaissie quoique cette membrane ne parût pas profondément dégénérée.

Le cas de M. Armaignac (LIX) est particulièrement intéressant à cause de la valeur de cette observation si complète et des hypothèses qu'elle peut suggérer au sujet de l'origine du néoplasme. L'auteur se basant d'abord sur l'aspect macroscopique de la tumeur et ses rapports avec le globe oculaire, sur la façon dont elle a entouré le globe et envahi le corps vitré sans détruire la choroïde, tend à la faire naître de la gaine du nerf optique ; mais après l'examen microscopique, il tend plutôt à la faire naître de la rétine. Nous croyons que sa dernière opinion est la vraie, car les tumeurs de la gaine n'ont pas pour habitude de pénétrer ainsi dans le globe et d'ailleurs elles ne présentent pas sous le microscope les éléments dont nous a parlé M. Armaignac, tandis que ceux-ci ressemblent beaucoup à ceux des tumeurs fongueuses de Wardrop, du gliome de la rétine De plus, les deux récidives rapides de la tumeur viennent singulièrement favoriser cette hypothèse.

Nous avons peu de chose à dire des *glio-sarcomes* et des *glio-myxomes*. Sichel qui a l'un des premiers signalé cette fréquence de la dégénérescence myxomateuse des tumeurs du nerf optique pensait que le myxome se dégénérait en gliome. Il nous semble plus vrai de dire avec M. Poncet que l'évolution contraire est plus conforme aux processus pathologiques.

Le *squirrhe* n'est représenté que par une seule observation (Szokalski, XII). Ce cas unique, nous paraît même très douteux comme d'ailleurs à Vossius qui tend à la ranger parmi les sarcomes.

Nous avons trouvé plusieurs observations portant le nom de *névrome* mais la plupart avaient un autre qualificatif qui prouvait que l'auteur n'avait employé ce mot que pour désigner une tumeur d'un nerf. Il en est trois, cependant (Heymann, X. Lidell, LVII. Perls, XXVII) que les auteurs ont appelées seulement névromes. Parmi ces trois, les deux premières n'ont certainement pas été considérées comme des névromes vrais par leurs auteurs : la description de l'une rappelle plutôt le myxome ; quant à l'autre elle n'a pas d'examen microscopique.

Perls, au contraire, a bien cru avoir affaire à un névrome vrai. Il s'agissait, selon lui, d'une tumeur composée presque exclusivement d'éléments nerveux : de cellules ganglionnaires et de fibres nerveuses à myéline et sans myéline. Parmi ces fibres nerveuses, il y en avait qui présentaient sur leur parcours des renflements variqueux contenant une matière brillante. On trouvait aussi des cellules étoilées et fusiformes avec ces mêmes prolongements variqueux. Pour Perls, cette matière brillante était de la myéline. Mais il n'a pas prouvé la vérité de son hypothèse à l'aide des réactifs appropriés et surtout de l'acide osmique. Il n'a pas coloré ces masses brillantes et paraît s'être basé seulement sur leur aspect.

Leber et Vossius qui ont trouvé ces mêmes apparences dans leurs myxo-sarcomes, ainsi que nous l'avons vu, croient que Perls s'est trompé en appelant sa tumeur un névrome vrai. Ces auteurs qui ont eu entre les mains un morceau de la tumeur de Perls, ont prouvé que cette matière brillante ne se teignait pas en noir par l'acide osmique. De plus, ils y ont trouvé les mêmes cellules particulières que dans leurs tumeurs et que nous avons représentées (fig. 3 et 4).

Johnson et Prudden qui sont arrivés aux mêmes conclusions que Leber et Vossius, ont cherché vainement dans leur tumeur qui ressemblait tant à celle de Perls, des tubes nerveux. Ils ont employé le chlorure d'or, la réduction dans la soude caustique, le chlorure de palladium et la coloration par le carmin. Mais ces histologistes étant parvenus à colorer cette matière hyaline à l'aide du réactif de Weigert, lequel colore si bien les nerfs, ne s'étonnent pas que cette confusion puisse se produire, et ils conseillent de se méfier à l'avenir de cette fausse similitude.

Perls faisait provenir les fibres nerveuses directement des prolongements de ces cellules. Mais Leber et Vossius s'appuyant surtout sur l'embryologie, n'admettent pas cette genèse des tubes nerveux. Boll (1), en effet, a démontré que le tissu conjonctif et la substance nerveuse du cerveau ont chacun un tissu embryonnaire particu-

(1) Boll. Die histologie und histiogenese der nervosen centralorgan. Berlin, 1873.

lier, que les cylindres-axes proviennent de cellules fusiformes soudées et que, par conséquent, ils ne peuvent pas provenir de prolongements cellulaires préformés.

Cette réfutation nous paraît basée sur des arguments très sérieux. Aussi croyons-nous pouvoir conclure que l'on n'a pas encore observé de névrome vrai du nerf optique.

Un *névrome médullaire alvéolaire* a été décrit par Chenautais (XXXVII) ; nous ne croyons pouvoir mieux faire que de renvoyer le lecteur à cette observation d'ailleurs fort complète.

Il nous reste à parler d'une lésion qui a reçu le nom de dégénérescence endothéliale ou *endothéliome* du nerf optique.

Nous en rapportons deux observations (XVII, LVIII) ou trois si nous rangeons dans ce groupe celle du professeur Panas (LXI).

Manz (1) rapporte également un cas qui peut avec avantage se rapprocher de celui de Reich. Dans le cas de Manz, le nerf optique avait 7 millim. d'épaisseur. De grosses cellules à noyaux arrondis occupaient l'espace intervaginal. Ces cellules comprimaient le nerf et avaient atrophié les fibres. Le tissu interstitiel était remplacé par ces cellules. La gaine myélinique est d'abord détruite mais le cylindre-axe résiste encore assez longtemps ; cependant il ne paraît pas normal.

Le cas de Reich (LVIII) se rapproche beaucoup de

(1) Manz. *Ueber endotheliale degeneration des Sehnerven.* Arch. f. ophl., 1882.

celui-ci comme on peut s'en convaincre par la lecture de l'observation. Pour cet auteur, les tractus conjonctifs et les amas cellulaires tirent leur origine des éléments normaux de l'espace intervaginal.

Bien que dans son cas les cellules n'aient pas présenté cette configuration en couches concentriques (en oignon) comme dans plusieurs observations (Vinogradof) et bien qu'il n'ait pas pu isoler ce tissu épithélial, si fin et si délicat comme Neumann et Michel, malgré tout cela, disons-nous, Reich est persuadé qu'il a affaire à un endothéliome médullaire avec régression partielle de Vinogradof.

Le cas de Alt (XVII) est accepté, en général, pour un endothéliome ; cependant nous avouons que sa description ne concorde pas beaucoup avec celle des deux cas précédents. Il y a surtout cette dégénérescence colloïde de quelques cellules qui nous laisse dans le doute.

Quant à l'observation du professeur Panas nous croyons pouvoir la ranger aussi dans cette catégorie. La tumeur se compose, en effet, presque exclusivement de cellules épithéliales qui sont rangées en travées comme dans le cas de Reich. Pourquoi n'a-t-on pas trouvé le nerf optique ? A-t-il été complètement détruit par la tumeur, ou bien le néoplasme était-il limité à la gaine; cette dernière hypothèse est la plus probable d'après la configuration des éléments qui composent la tumeur.

Etat du nerf.

Que devient le nerf optique dans toutes ces tumeurs? Nous avons déjà parlé de l'aspect qu'il présente à l'œil nu. Le microscope ne vient que confirmer ce que l'on avait vu sur une coupe macroscopique.

Ordinairement, sur la portion du nerf non envahie par la tumeur, entre celle-ci et le globe oculaire, les fibres nerveuses sont atrophiées, mais rarement on y trouve des éléments de la tumeur.

Dans l'épaisseur du néoplasme lui-même, les fibres nerveuses, quoique atrophiées, à la partie antérieure, existent encore; mais au centre, et souvent en arrière, on n'en voit plus de traces; le nerf s'est fondu dans la tumeur.

Quelquefois, cependant, le cordon nerveux existe en entier et quelques-unes de ses fibres sont saines; c'est ce que l'on a observé dans les cas rares, où la vue n'était pas complètement perdue au moment de l'opération.

Il est d'ailleurs difficile d'énoncer une règle générale au sujet de l'état des fibres nerveuses dans ces tumeurs. Il faut tenir compte évidemment de plusieurs facteurs : du genre de néoplasme, de son point de départ et de son degré d'ancienneté. Tout ce que l'on peut dire, c'est que les tubes nerveux sont rapidement détruits, ainsi que va nous le montrer bientôt l'amaurose précoce qui est un de leurs principaux symptômes.

Que deviennent les vaisseaux centraux du nerf? Dans

si peu d'observations il en a été question, qu'il nous est difficile de rien établir à leur sujet. Mais ce qui nous prouve qu'ils sont rarement détruits par la tumeur, c'est que dans la plupart des cas ils ont été vus à l'ophtalmoscope.

D'ailleurs, il est fort probable que souvent ces vaisseaux n'ont pas été compris dans la tumeur. N'avons-nous pas vu, en effet, que d'ordinaire, dans les trois quarts des cas, la tumeur a respecté la partie du nerf voisine du globe? Or, les vaisseaux centraux pénètrent dans le nerf optique à un centimètre, quelquefois même plus près de l'œil et par conséquent en avant de la tumeur.

Il est même assez remarquable de voir le néoplasme s'arrêter précisément aux environs de la pénétration des vaisseaux. Ainsi, dans son observation, M. Poncet fait bien ressortir que l'artère centrale pénétrait dans le nerf immédiatement au devant de la tumeur. Nous nous contentons de noter ce fait sans essayer d'en tirer aucune déduction.

Point de départ de la tumeur.

Maintenant que nous avons passé en revue la structure de ces tumeurs, il serait intéressant de savoir en quelle partie du nerf elles ont pris leur origine : dans le nerf lui-même ou dans ses gaines. Comme nous l'avons dit déjà, ce problème est difficile à résoudre et nous en avons donné les raisons. Peu d'auteurs, dans leurs observations, ont émis une opinion à ce sujet, parce que le néoplasme, presque toujours, avait envahi le nerf aussi bien que la gaine. Cependant, dans quelques rares cas, l'une ou l'autre de ces parties du nerf était intéressée davantage. C'est ainsi que dans les myxomes, nous voyons, il est vrai, l'espace intervaginal envahi, mais ce fait que les tubes nerveux sont refoulés à la périphérie, nous indique que le néoplasme a débuté au centre.

Il en est à peu près de même pour les myxo-sarcomes, mais ici le sarcome domine quelquefois, et il est difficile de savoir quel est le point de départ.

Les psammômes paraissent débuter par l'espace intervaginal.

Les gliomes et les tumeurs qui renferment du tissu gliomateux, ont débuté, soit par la rétine, soit par le nerf, parce que la dégénérescence de ces tumeurs en myxome ou sarcome est consécutive. D'ailleurs, gliome et sarcome ne sont pas des termes différents : tous deux sont des sarcomes, qui n'ont de particulier que le tissu aux dépens duquel ils se sont formés. Aussi, dans un organe comme le nerf optique, qui renferme deux tissus bien distincts : le tissu nerveux et l'espace intervaginal, concevons-nous qu'il puisse exister en même temps deux espèces de sarcomes.

Quant aux fibromes, ils naissent du tissu conjonctif du nerf, soit de l'espace intervaginal, soit des cloisons interfasciculaires.

Les endothéliomes proviennent fort probablement des cellules plates, qui tapissent les trabécules élastiques intravaginales.

Ainsi l'on peut voir que les tumeurs originaires de la face externe de la gaine durale doivent être très rares. Seul le cas de Critchett (L) paraît faire exception ; mais il est lui-même fort douteux, ainsi que nous aurons occasion de le prouver dans le courant de ce travail.

Pouvons-nous savoir en quel point du parcours du nerf a débuté le néoplasme? Ceci est intéressant pour les cas où la portion intracrânienne du nerf a été envahie. Beaucoup d'observations sont impuissantes à nous renseigner sur ce sujet. Mais lorsque le nerf fondu au centre de la tumeur est reconstitué en entier en avant et en arrière, il est bien certain que le néoplasme a commencé là où le nerf est détruit. De par ce fait, nous pouvons conclure pour beaucoup de nos observations, que la tumeur a dû débuter vers la partie moyenne du nerf optique intra-orbitaire.

Pour les cas d'envahissement intracrânien, il est probable aussi que le plus souvent, le nerf optique orbitaire a été envahi le premier. L'observation XXI en est une preuve. Ici, en effet, nous voyons qu'à gauche il y avait une tumeur intra-orbitaire et intracrânienne, tandis qu'à droite, il n'y en avait qu'une orbitaire. Il est naturel de penser que du côté où il y avait deux tumeurs, l'envahissement avait eu lieu d'avant en arrière, puisque du côté où il n'y en avait qu'une, elle existait précisément en avant, dans l'orbite.

Nous ne voulons pas insister davantage sur ce point, mais nous ferons remarquer qu'il est très important pour le pronostic et le traitement. Partant de cette idée que le néoplasme marche d'avant en arrière, de l'orbite vers le cerveau, nous conseillerons l'opération aussi radicale que possible, dès que le diagnostic de tumeur sera assuré.

Pouvons-nous savoir quels éléments du nerf optique sont le point de départ de ces diverses altérations? Ici encore, nous sommes obligé de répéter que cette étude devrait être faite pour chaque espèce de tumeur et nous déclinons cette tâche qui mériterait d'être entreprise par quelqu'un de plus autorisé que nous. Cependant, avec M. Poncet, pour le myxome et les diverses tumeurs myxomateuses, nous serions tenté d'incriminer ces cellules particulières de la névroglie qui recouvrent les tubes nerveux, suivant leur courbure, comme les tuiles d'un toit et qui envoient de fins prolongements qui pourraient bien constituer les fibrilles de la névroglie niées par Schwalbe, mais admises par la nouvelle école française.

Lésions de voisinage.

Nous passerons rapidement sur les lésions secondaires qui n'ont pas grand intérêt ici.

Les tumeurs du nerf optique laissent presque toujours l'œil intact, elles n'agissent jamais sur lui par envahissement des éléments du néoplasme, à moins qu'on n'ait affaire à un gliome, mais alors c'est le plus souvent par la rétine que la tumeur a débuté. Dans les cas où nous trouvons l'œil détruit, c'est toujours par une compression progressive.

Ordinairement, nous l'avons vu, la tumeur est éloignée de quelques millimètres du globe oculaire, cependant dans deux ou trois cas, la tumeur se trouvait adhérer dans une très petite étendue à la sclérotique. Ceci s'explique par l'anatomie qui nous montre l'espace intervaginal se prolongeant légèrement, à l'entrée du nerf optique, entre les diverses enveloppes de l'œil. En somme, c'est encore la gaine qui est envahie et non le globe oculaire.

Les muscles de l'œil subissent parfois la dégénérescence graisseuse comme d'ailleurs tous les muscles au voisinage d'une tumeur qui gêne leur nutrition.

De même, le tissu cellulaire de l'orbite n'est presque jamais envahi; la caractéristique de ces tumeurs, nous l'avons déjà dit, étant d'être parfaitement encapsulées.

Ces tumeurs acquièrent parfois un tel volume qu'elles écartent les parois de l'orbite et donnent à cette cavité des dimensions énormes. Dans quelques cas, ces parois étaient très amincies et même détruites.

Dans l'observation de Lawson (XLIV) nous voyons que la paroi interne de l'orbite n'existait plus. Nous l'avons déjà dit, ce cas fait exception à la règle : en effet, la tumeur était limitée à la gaine externe et avait envahi le tissu cellulaire de l'orbite. On peut donc se demander si elle n'avait pas débuté par les fosses nasales et attaqué consécutivement le nerf optique.

De même, dans l'observation XXXVII, le néoplasme s'est comporté d'une façon si particulière, qu'il mériterait un examen approfondi avant d'être classé sous le nom de névrome médullaire alvéolaire du nerf optique. Nous y lisons, en effet, que la tumeur adhère au droit interne, au grand oblique et au périoste de la voûte orbitaire; qu'elle a détruit l'os unguis et qu'elle envoie des prolongements dans les fosses nasales. D'autre part, nous voyons que le nerf entouré de sa gaine, paraît isolé du néoplasme, bien que celui-ci l'entoure complètement.

Ainsi, d'un côté, rareté excessive de ce genre de tumeur puisque ce cas est unique; d'un autre côté, rapports et envahissement particuliers de ce néoplasme, toutes ces raisons nous font hésiter à en faire le classement définitif.

Lorsque la tumeur se prolonge dans le crâne, le trou optique est toujours plus ou moins agrandi.

Tumeur intra-crânienne. — Nous n'avons pas à insister beaucoup ici sur les cas où l'on a trouvé une tumeur dans le crâne en même temps que dans l'orbite. Cependant nous devons en parler comme de la complication la plus grave des tumeurs du nerf optique.

Dans 10 observations, nous trouvons signalée l'extension du néoplasme dans la cavité crânienne.

Deux fois (XI, XXX) le nerf, optique intracrânien était seulement épaissi, et dans l'un de ces cas, la dure-mère qui entourait le trou optique était infiltrée de petites tumeurs de même nature que celles de l'orbite.

Huit fois une tumeur existait dans le crâne.

Dans trois cas (XVI, XVIII, XLII) le néoplasme était dans le cerveau lui-même. Dans deux de ces cas, la substance cérébrale a été envahie par propagation directe, par continuité et dans ces deux cas, l'un, examiné par Wirchow, l'autre, par Schott, les auteurs affirment que la tumeur a débuté par le nerf optique intra-orbitaire. Une de ces tumeurs est remarquable par son volume : à droite, elle recouvrait la plus grande partie de la scissure de Sylvius, et s'étendait jusqu'à environ deux centimètres de la limite des lobes frontaux. Cette tumeur était si volumineuse, qu'elle repoussait le nerf optique gauche sans l'envahir, et envoyait un prolongement dans l'orbite gauche par le trou optique de ce côté. Et avec cela, disons-le tout de suite, pas de phénomènes cérébraux.

Dans le troisième cas, la tumeur occupait la couche optique du même côté ; le malade était mort d'accidents cérébraux.

Dans les autres cas, la tumeur n'intéressait qu'une partie du nerf optique intracrânien ou ne dépassait pas le chiasma.

Ces dix tumeurs ont été trouvées à l'autopsie de gens morts, soit d'une maladie intercurrente, soit de méningite purulente après l'opération ; mais il est probable que dans bien d'autres cas où les malades ont survécu, la tumeur n'était pas non plus limitée à l'orbite. Il est, en effet, logique de penser que la tumeur dépassait le trou optique chaque fois que le chirurgien a dû faire porter sa section, non pas sur le nerf sain, mais en pleine tumeur ; or, ces cas ne sont pas rares.

CHAPITRE II

ÉTIOLOGIE

Fréquence. — Comme nous avons tenu à rapporter dans ce travail presque toutes les observations de tumeurs du nerf optique parues jusqu'à ce jour, il est facile de se convaincre que ces tumeurs sont rares. Cependant, il faut tenir compte, non seulement du fait déjà signalé, que certaines tumeurs de ce nerf ont été méconnues après l'opération, mais encore, de ce que ces néoplasmes abandonnés à eux-mêmes ont dû souvent amener la mort et rester ignorés faute d'autopsie. Demarquay, à ce propos, nous fait les citations suivantes :

« *Zimmermann statuit posse nasci e nervi optici aut centrali parte aut e peripherica.*

... *Ex XLVIII morbi historiis, Gunther, quæ ex diversis auctoribus congregavit sæpissime nervum opticum focum morbi fuisse elucet* » (1).

C'est que, en effet, une tumeur du nerf optique ne menace pas la vie tant qu'elle reste intra-orbitaire, mais dès que, grâce à ces progrès incessants en arrière, elle a

(1) *Recueil de thèses allemandes*, Munry ; Gottingue, 1833.

dépassé le trou optique et devient ainsi tumeur cérébrale, elle participe de la gravité de ces dernières.

Age. — L'âge, dont nous ne pensions devoir tenir compte au début de cette étude que comme d'un élément important, sans doute, mais non d'une façon particulière pour ce genre de tumeurs, nous a paru, au contraire, par la suite, tenir une grande place dans l'interprétation de ces néoplasmes. Aussi, l'avons-nous relevé avec soin dans toutes nos observations.

Voici le tableau que nous a donné cette recherche :

Au-dessous de 10 ans..........	15,	soit	33,3 °/°
De 10 à 20 ans.................	14,	»	31,1 °/°
De 20 à 30 ans.................	4,	»	8,8 °/°
De 30 à 40 ans.................	3,	»	6,6 °/°
De 40 à 50 ans.................	3,	»	6,6 °/°
Au-dessus de 50 ans...........	3,	»	6,6 °/°
Cas où l'âge n'est pas indiqué..	3.		
Total....	45 (1)		

Ainsi nous voyons qu'à l'encontre de ce qu'on observe généralement pour les tumeurs, celles-ci très fréquentes dans le jeune âge, vont, au contraire, en diminuant vers la vieillesse. Ce qui ne frappe pas moins, c'est la décroissance brusque de leur nombre au-dessus de vingt ans. De 14 tumeurs de dix à vingt ans,

(1) Nous faisons remarquer dès maintenant que toutes nos statistiques ne portent pas sur le même nombre d'observations parce que nous ne les avions pas toutes réunies au moment où nous avons rédigé les divers chapitres.

nous tombons tout de suite à 4 de vingt à trente ans. Et l'on ne voudra pas nous invoquer ici, à cette période de la vie, la diminution des existences, comme on pourrait le faire pour un âge plus avancé. Pour être plus exact, et nous croyons que ce point a ici de l'importance, nous ferons remarquer que parmi les 15 cas au-dessous de dix ans, il y en a 8 au-dessous de six mois, soit 17,7 0/0.

D'un autre côté, comme nous le verrons par la suite, certaines de ces tumeurs, ont une évolution assez lente, de sorte que, pour quelques cas, le néoplasme s'était montré déjà depuis un certain temps lorsque le médecin en a recueilli l'observation. L'âge du malade ne doit donc pas être considéré comme l'âge de la tumeur. Peut-être pourrons-nous tirer parti de ce fait quand nous nous occuperons de la pathogénie.

On ne peut s'empêcher de rapprocher cette fréquence des tumeurs du nerf optique dans le jeune âge de celle du cancer de l'orbite qui, d'après Lebert, dans un tiers des cas, frapperait les sujets de moins de dix ans.

Sexe. — Le sexe ne paraît pas avoir une grande influence ; en effet, nous trouvons : Dix-neuf hommes, vingt-trois femmes et trois cas où le sexe n'est pas indiqué.

Côté. — Le nerf optique du côté gauche semble, d'après les chiffres, avoir été atteint beaucoup plus souvent que le droit, puisque nous trouvons ving-trois cas à gauche et onze seulement à droite et dix cas où le côté n'a pas été désigné. Il est à penser que ces dix derniers cas doivent établir à peu près la balance entre le côté gauche et le côté droit; d'ailleurs, nous n'insisterions pas quand même sur cette différence parce que nous ne voyons pas quelle lumière elle pourrait jêter sur l'étiologie de ces tumeurs.

Traumatisme. — Nous n'aurions pas parlé du traumatisme si la statistique n'avait paru lui donner une importance assez considérable. En effet, sur nos quarante-cinq cas, une cause traumatique est signalée douze fois, soit 26,6 0/0. Ritterich (Observ. XI) parle d'une contusion de la région temporale par les branches du forceps pendant l'accouchement. Dans l'Observation XII un petit garçon de quatre ans a reçu, quatre ou cinq mois auparavant, un coup également à la tempe du côté malade. Enfin, dans quatre observations ayant trait à des personnes plus âgées, nous trouvons encore une blessure. Ainsi, dans l'observation VII, c'est une branche d'arbre qui a pénétré profondément entre l'œil et la paroi orbitaire. Dans d'autres cas c'est un coup sur l'œil ou sur la tempe du côté devenu malade plus ou moins longtemps après. Knapp (Obs. XXXIV) signale la possibilité d'une fracture du trou optique comme ayant pu léser le nerf et devenir la cause de la tumeur.

Vossius, ayant remarqué dans les observations qu'il a rapportées, la fréquence du traumatisme, rappelle la relation connue entre les névromes multiples des nerfs périphériques et les traumatismes souvent répétés. Disons tout de suite que la dénomination de « névrome » doit être prise dans le sens de « tumeur des nerfs » car nous savons que Billroth d'abord, et ensuite beaucoup d'autres anatomo-pathologistes ont démontré que ces prétendus névromes étaient des fibromes ou des sarcomes.

Ainsi nous voyons les auteurs les plus compétents attribuer au traumatisme une certaine importance. Tout en tenant compte de ce que l'observation nous indique, et des rapports connus, dans certains cas, entre le traumatisme et les tumeurs, il nous semble cependant qu'il ne faut pas en exagérer l'importance surtout pour le nerf optique, et cela, pour plusieurs raisons. D'abord ces traumatismes agissent-ils bien sur le nerf qui est profondément situé, à l'abri derrière un organe si sensible et au milieu d'un matelas si épais de graisse? Un nerf sensoriel comme la deuxième paire a d'ailleurs un moyen infaillible de nous accuser sa blessure; ce sont les troubles de la vision; or dans aucune observation nous ne les voyons mentionnés à la suite d'un coup; toujours le traumatisme a été insignifiant. En sorte que nous contestons bien plutôt le traumatisme lui-même que nous ne nions l'influence qu'il pourrait avoir sur le développement d'une tumeur s'il avait réellement existé.

Une autre raison que l'on peut invoquer si souvent en chirurgie, nous rend suspects ces traumatismes invoqués comme étiologie : c'est qu'il n'y a peut-être pas d'affection, et surtout en ophtalmologie, que les malades ne rapportent à un coup ou à une injure quelconque. Souvent les malades ne remarquent une lésion, et c'est surtout vrai pour les tumeurs, que parce qu'un traumatisme est venu attirer leur attention sur l'organe qui en est affecté. Ceci semble paradoxal pour l'œil, organe si sensible, mais un enfant en très bas âge va-t-il dire qu'il y voit mal ou qu'il voit double, ou qu'il a un œil plus gros que l'autre? Non, mais un traumatisme viendra, qui, forçant à examiner cet œil, fera voir aux parents le mal dont il est atteint, et qu'ils attribueront évidemment à cette légère blessure qui n'en est nullement la cause. Ne voyons-nous pas dans une de nos observations (Dusaussay, XIX), cet homme qui, à la suite de l'extraction d'une dent, s'aperçoit qu'il ne voit pas d'un œil, et qui douze ans après, à l'occasion d'un coup sur le même œil, remarque qu'il est atteint d'exophtalmie?

Ce que nous venons de voir se passe journellement pour certaines tumeurs congénitales, qui passent inaperçues tant qu'elles restent très petites.

Etat congénital. — *Hérédité.* — Leber et Willemer (1) se fondant sur la marche ordinairement assez lente de ces tumeurs, sur l'absence, chez les enfants qui en étaient atteints, des symptômes subjectifs ordinaires du début de ces tumeurs, pensent que chez ces très jeunes malades, la tumeur avait débuté pendant l'état fœtal. Ils rappellent à ce propos l'opinion déjà émise par l'un d'eux (Leber), au sujet du gliome de la rétine, à savoir : que ce néoplasme était très souvent, sinon toujours congénital,

(1) WILLEMER. *Ueber eigentliche. d. h. sich innerhalb des äusseren Scheide entwickelnde Tumoren des Sehnerven. Arch. f. opht. Berlin*, 1879, XXV, I. Abth. 161-247.

et comparant, à ce sujet, le gliome aux tumeurs du nerf optique, ces auteurs pensent, cependant, que pour ces dernières, on ne peut pas être aussi affirmatif.

Nous avons vu plus haut, que dans quinze cas, la tumeur s'était développée avant l'âge de dix ans, et que, parmi ces quinze cas, huit fois les premiers symptômes s'étaient manifestés avant l'âge de six mois. Il nous semble que ces chiffres ont une certaine éloquence, et que l'opinion des auteurs précédents mérite qu'on la prenne en considération.

Contrairement à ce qui s'observe pour les tumeurs d'autres organes, l'hérédité, ici, est excessivement rare. Dans un seul cas (Obs. de Tillaux), il est dit que le père du malade, mort à 80 ans, avait eu, vers l'âge de 50 ans, une tumeur du sein opérée deux fois, et que l'une de ses sœurs est atteinte d'une affection utérine depuis sept ou huit ans. Evidemment, pour le père, le fait que sa tumeur a été opérée deux fois, semble indiquer qu'il était atteint d'une tumeur de mauvaise nature qui avait récidivé; mais, d'un autre côté, le grand âge où il est mort, de longues années après la deuxième opération, fait perdre beaucoup de sa valeur à cette hypothèse. Quant à la sœur, puisqu'elle a son affection utérine depuis sept ou huit ans, il est à présumer qu'elle vivra encore de longues années avec elle. L'observation de ce malade mentionne qu'il avait de bons antécédents héréditaires. C'est que, en effet, s'ils sont appréciés à leur juste valeur, ils ne méritent pas qu'on leur accorde une grande influence sur le développement de la tumeur du nerf optique.

CHAPITRE III

SYMPTOMATOLOGIE

Exophtalmie.

L'exophtalmie constitue le principal symptôme des tumeurs du nerf optique, comme d'ailleurs des tumeurs de l'orbite en général. Nous l'avons trouvé notée dans toutes les observations. Dans un cas seulement (Obs. XXVI), elle est douteuse, car il y est dit qu'elle fût passagère, mais précisément nous ne sommes pas certain que l'auteur de cette observation ne l'ait faussement intitulée : « Tumeur du nerf optique ». Les autres symptômes et surtout les caractères anatomiques de cette tumeur viennent d'ailleurs confirmer nos doutes. Mais c'est surtout à propos de l'anatomie pathologique que nous tâcherons d'élucider ce point.

Très légère au début, l'exophtalmie ne frappe pas le malade ni même ses proches, de sorte qu'elle passe inaperçue pendant quelque temps. Aussi verrons-nous, à propos de la marche de la maladie, que l'exorbitisme, s'il est le principal symptôme ou plutôt celui qui frappe le plus quand il est très prononcé, n'est souvent pas le premier en date.

Quoi qu'il en soit, l'exophtalmie étant progressive va passer par plusieurs phases à mesure que croît la tumeur elle-même. Très peu proéminent d'abord et ne différant guère de l'autre, l'œil malade arrive bientôt à un degré de propulsion bien marqué qui frappe facilement l'observateur le moins exercé ; mais à cette période, l'œil est encore facilement recouvert des paupières pendant le clignotement. A une période plus avancée, le globe oculaire sort tellement de l'orbite, que les paupières essayent en vain de se rejoindre au devant de la cornée, d'où il résulte, pour cette membrane, des inconvénients dont nous aurons à parler plus loin. Voilà le degré d'exophtalmie qu'on observe d'ordinaire à une période avancée des tumeurs du nerf optique au moment où les malades viennent demander l'opération.

Dans une maladie si peu douloureuse que le sont généralement ces tumeurs, alors même que les malades n'y voient plus de cet œil, ce qui les préoccupe surtout c'est la difformité croissante créée par l'exophtalmie, mais seulement à cette période qu'on pourrait appeler la période horrible et qui est aussi, malheureusement trop souvent, la période opératoire.

Il est donc rare que l'exorbitisme atteigne un degré plus avancé, cependant nous pouvons voir dans quelques observations et surtout dans le n° XXXVI jusqu'où il peut aller : L'œil était rempli par une tumeur de la grosseur d'une orange au devant de laquelle existait un vestige de cornée dégénérée. Il est vrai qu'à cette période ce n'est même plus de l'exophtalmie puisque l'œil n'existe qu'à l'état de vestige et qu'il est remplacé par une tumeur volumineuse.

Nous n'insisterons pas davantage sur ce symptôme,

mais la lecture de nos observations nous a suggéré quelques réflexions que nous croyons devoir consigner ici : C'est à propos de la pathogénie de l'exophtalmie.

Nous avons été frappé souvent de voir combien une très petite tumeur pouvait amener un exorbitisme considérable. Dans plusieurs cas, lorsque l'auteur nous a dit que l'œil sortait presque complètement de l'orbite, nous avons été étonné de le voir nous parler d'une tumeur grosse comme un haricot ou même d'une simple augmentation de volume du nerf. De plus, ce qui n'est pas moins remarquable, il est presque toujours noté que la tumeur ne touche pas le globe et qu'une portion saine du nerf les sépare. Quelquefois on a trouvé entre la tumeur et le globe oculaire un tassement de tissu cellulaire qui formait coussinet entre l'œil et le néoplasme. Ici, l'explication est facile, puisque cette graisse accolée à la tumeur augmentait son volume. Mais dans d'autres cas de tumeur très petite et sans coussinet graisseux, comment expliquer cette exophtalmie considérable ? Dans cinq observations (II, XX, XXVIII, XLVII, XLIX), nous voyons que la portion du nerf située entre la tumeur et l'œil est recourbée et même que cette courbure dans l'observation XX, porte aussi sur la partie antérieure de la tumeur. Cela se voit très bien sur le dessin annexé au travail de Willemer qui compare la figure ainsi formée à celle d'un « cornet de postillon ». Cet auteur explique les courbures par l'allongement du nerf optique dû à la tumeur, et l'exophtalmie, disproportionnée au volume du néoplasme, par cette augmentation de longueur du nerf. S'il est difficile de prouver le bien fondé de cette explication, il n'en est pas moins vrai que ces courbures du nerf optique dues à son allongement constituent un phénomène très curieux et dont l'anatomie pathologique est impuissante à donner la raison.

Direction de l'exophtalmie. — Nous venons d'étudier la propulsion de l'œil résultat naturel de la présence d'une tumeur en arrière du globe oculaire.

Voyons maintenant quelle direction va prendre cet œil ainsi chassé de l'orbite. Va-t-il être porté directement en avant ou bien sera-t-il déjeté en dehors de son axe, et dans ce cas, prendra-t-il une direction plus souvent qu'une autre? Le grand Graefe qu'on retrouve partout, à quelque sujet d'ophtalmologie qu'on ait affaire, avait posé comme une sorte de loi que les tumeurs du nerf optique donnaient lieu presque toujours à une exophtalmie directe tandis que les autres tumeurs de l'orbite amenaient plutôt une déviation du globe oculaire. La statistique que nous avons établie à ce sujet d'après 56 de nos cas nous donne : 10 fois l'exophtalmie directe; 19 fois l'exophtalmie déviée; 27 cas sans indication spéciale. Si nous ne tenons pas compte de la dernière catégorie, nous voyons que l'exophtalmie déviée est supérieure à l'exophtalmie directe; mais il est probable que l'on pourrait rattacher à cette dernière bien des cas où la direction n'a pas été indiquée. Quoi qu'il en soit, il est certain que les tumeurs du nerf optique sont loin de produire toujours une exophtalmie directe. Elle peut être plus ou moins directe au début, mais à mesure que l'exorbitis augmente, la déviation s'accentue. Et si nous voulons savoir dans quel sens a lieu le plus souvent cette déviation, nos observations nous disent que c'est en dehors et en haut, très rarement en dedans.

A priori cependant l'assertion de de Graefe paraît très logique : une tumeur située immédiatement derrière l'œil doit le porter directement en avant, tandis que les autres tumeurs de l'orbite qui le plus souvent viennent des parois doivent porter le globe oculaire du côté opposé à leur origine. Mais si l'on tient compte d'autres facteurs, la déviation de l'exophtalmie peut facilement s'expliquer. D'abord le nerf optique ne s'insère pas au globe oculaire directement à son centre, mais à 3 millimètres en dedans et à 1 millimètre au-dessous. La tumeur, si elle suit la direction du nerf, viendra donc appuyer sur le globe en ce point; or quel sera le résultat mécanique de cette pression? Ce sera évidemment de porter le pôle antérieur de l'œil en dehors et en haut : c'est précisément ce qui a lieu le plus souvent.

En second lieu nous avons vu que dans certains cas le nerf optique avait subi un allongement, et que cet allongement avait donné lieu à des courbures du nerf. Or, Willemer qui semble admettre cette influence fait remarquer que la direction de ces courbures était bien en rapport avec la déviation de l'œil c'est-à-dire que la pupille était tournée du côté opposé à la convexité de la courbure.

Une dernière raison et peut-être la meilleure c'est que la tumeur, en grossissant, ne reste pas cantonée derrière le globe; elle peut le déborder d'un côté ou de l'autre et alors le faire dévier par un mécanisme qui ne demande pas d'explication. Or Knapp (1) fait remarquer que dans la majorité des cas dont il a eu connaissance la plus grosse partie de la tumeur se trouvait du côté nasal du nerf et que celle-ci avait une tendance marquée à faire saillie hors de l'orbite au niveau de l'angle supéro-interne : voilà qui concorde encore avec notre statistique.

Mobilité du globe oculaire. — Ici encore de Graefe avait établi comme loi générale que les tumeurs du nerf optique n'empêchaient pas les mouvements de l'œil. Notre statistique nous dit que dans 12 cas les mouvements étaient possibles quoique limités dans toutes les directions ; que dans 29 cas ils étaient impossibles dans une direction quelconque. Dans 15 observations il n'est pas question des mouvements.

Quand de Graefe a émis son opinion, il est probable, comme d'ailleurs pour l'exophtalmie, qu'il faisait dans son esprit un rapprochement de ces symptômes avec ceux des tumeurs de l'orbite et en particulier du sarcome. C'est pour cela que, malgré notre statistique, l'idée de de Graefe est juste ; car si dans aucun cas les mouvements du globe n'étaient complètement conservés, dans aucun cas non plus, ils n'étaient complètement abolis, excepté lorsque l'exophtalmie était si prononcée que le globe oculaire était atrophié. Aussi en prenant une moyenne, pouvons-nous dire que d'une façon générale, les mouvements sont conservés. Quand nous en serons au diagnostic et que nous comparerons l'aspect de l'œil dans les tumeurs

(1) Knapp. *Arch. of opht. and otol.*, 1875, p. 338.

du nerf optique et son aspect dans le sarcome de l'orbite, nous verrons encore mieux la différence.

On peut dire encore que généralement à une exophtalmie directe correspondent des mouvements à peu près conservés, et des mouvements limités à une déviation de l'exorbitis. Dans le premier cas, la tumeur ne fait que pousser en avant le globe, il n'y a donc pas de raison apparente pour que l'œil ne conserve pas ses mouvements surtout au début, et cependant il n'en est pas toujours ainsi. De Graefe a expliqué l'immobilité de l'œil dans certains cas de sarcome de l'orbite par l'envahissement des muscles : pourquoi quelque chose d'analogue ne s'observerait-il pas dans un certain nombre de tumeurs du nerf? Ce qui nous pousse à émettre cette hypothèse, c'est que dans une de nos observations (Tillaux) où l'examen microscopique a été fait par M. le professeur Cornil qui nous a montré ses préparations, les muscles de l'œil avaient subi une dégénérescence graisseuse très avancée. Ainsi, dans les tumeurs de l'orbite, envahissement des muscles par le néoplasme; dans certains cas de tumeur du nerf optique, dégénérescence graisseuse de ces muscles, voilà qui pourrait expliquer une immobilité relative de l'œil, même quand celui-ci n'est pas dévié.

Lorsque l'œil est fortement dévié on s'explique facilement qu'il ne puisse pas se mouvoir dans tous les sens. La même cause qui l'a fait dévier d'un côté, s'oppose à son mouvement du côté opposé : il s'agit soit de la courbure du nerf, soit de l'interposition d'une partie de la tumeur entre l'œil et les parois orbitaires.

Palpation.

Nous avons maintenant à parler d'un symptôme des plus importants et qui se rattache de très près aux modifications de la mobilité de l'œil : c'est de la notion de tumeur que peut fournir la palpation digitale dans le sinus formé par l'œil et le rebord orbitaire. Dans 29 de nos observations une sensation de dureté a été perçue avec le doigt en des points divers de l'angle péri-orbitaire. Le plus souvent, et ceci est bien conforme à ce que nous disait le professeur Panas dans une de ses dernières cliniques sur les tumeurs de l'orbite, la tumeur a été sentie dans l'angle supéro-interne. D'ailleurs c'est là un point sur lequel nous aurons occasion de revenir à l'occasion du diagnostic.

Comme nous l'avons vu dans quelques-unes de nos observations, ce n'est pas toujours la tumeur elle-même qui se présente sous le doigt ; c'est aussi quelque fois le paquet cellulo-graisseux rétro-bulbaire, le coussinet dont il a été déjà question qui vient pousser l'œil en avant et même le déborder sur un de ses côtés. Dans ces cas, outre que la palpation peut faire croire à une très grosse tumeur, alors que celle-ci est assez petite, elle donne encore une fausse sensation puisque c'est celle de la graisse orbitaire et non celle de la tumeur. C'est ainsi que dans l'observation XLIX les doigts avaient senti dans le sillon orbitaire une tumeur lobulée molle et élastique. C'est là, il est vrai, une sensation que peuvent donner certaines tumeurs du nerf optique, mais dans le cas particulier, ce n'était pas du tout la tumeur qu'avait sentie le doigt mais bien une grosse masse de tissu cellulo-graisseux comprimé entre la tumeur et le globe.

La palpation peut fournir encore une notion des plus importantes, c'est celle des rapports de la tumeur avec le globe oculaire et les parois de l'orbite. Dans un grand nombre d'observations, en effet, nous trouvons notés ces deux faits : 1° Que la tumeur semble indépendante des parois orbitaires, tandis que, au contraire, elle paraît située immédiatement derrière l'œil et sur le trajet du nerf optique ; 2° Que cette tumeur est mobile, soit qu'elle suive les mouvements de l'œil, soit que la pression du doigt la fasse mouvoir. Il est certain que ce sont là deux caractères très instructifs et qui peuvent être d'une grande valeur pour le diagnostic. Cependant leur importance serait autrement grande s'ils s'offraient au chirurgien dès le début du néoplasme alors que l'opération serait plus avantageuse comme nous le verrons plus tard. Même à une période plus avancée, le fait de savoir qu'une tumeur ne vient pas des parois de l'orbite, constitue aussi un élément précieux pour le pronostic.

La palpation du globe oculaire lui-même ne donne pas de grandes indications. A peine peut elle, lorsque la tumeur n'est pas accessible, donner quelques notions sur la résistance ou l'élasticité du néoplasme rétro-bulbaire.

Le tonus de l'œil, d'ordinaire, n'est pas changé. Cependant dans quelques cas on a signalé la dureté de l'organe (obs. XXII, XXVI, XXXVIII). Dans ce dernier, la dureté de l'œil accompagnée des autres symptômes extérieurs du glaucome, avait précédé de quatre ans l'exophtalmie. Les milieux n'étant pas transparents, il fut impossible de voir s'il y avait aussi l'exacavation de la papille.

Dans deux ou trois observations la tumeur seulement soupçonnée ou à peine sentie avec le doigt a été définitivement trouvée pendant le sommeil chloroformique, sur la table d'opération.

Signes ophtalmoscopiques.

Névro-rétinite. — Atrophie. — En général, nous l'avons vu, les tumeurs du nerf optique ne sont pas assez volumineuses pour comprimer l'œil au point d'amener sa destruction, si ce n'est dans quelques cas exceptionnels. Ces tumeurs n'ont pas non plus pour habitude de s'étendre au globe oculaire, de sorte que les milieux réfringents de l'œil restent pendant longtemps clairs et permettent d'examiner le nerf optique et la rétine au moyen de l'ophtalmoscope. Mais, nous l'avons vu aussi, si l'exophtalmie est assez prononcée pour empêcher l'occlusion des paupières, il peut survenir les troubles de la cornée qui interceptent la marche des rayons lumineux et empêchent tout examen ophtalmoscopique. Dans nos observations, nous notons trois cas où cet empêchement se produisit. Dans les 23 cas où l'examen ophtalmoscopique n'est pas mentionné, il est probable que l'opacité de la cornée est pour beaucoup dans cette lacune. C'est ce qui a empêché, dans le cas de M. Tillaux, d'examiner le fond de l'œil avant l'opération. Heureusement qu'il avait été vu par M. Galezowski quelque temps auparavant, alors que la cornée était intacte.

Dans 22 cas l'ophtalmoscope a trouvé des signes de névro-rétinite : gonflement uniforme de la papille, dont les bords mal limités se confondent avec la partie avoisinante de la rétine infiltrée à ce niveau ; veines tortueuses et gorgées de sang, amincissement des artères, ces vaisseaux disparaissent par places enfouis dans la papille gonflée.

Dans une seule observation (XLII) nous trouvons signalée une hémorrhagie rétinienne. Il est vrai qu'on trouva à l'autopsie, outre la tumeur du nerf optique, un néoplasme des lobes cérébraux.

Willemer commentant l'observation IX, de Graefe, où la papille était saillante seulement sur sa moitié interne, se demande si l'on ne pourrait pas expliquer cette proéminence localisée de la papille par une infiltration à ce niveau des éléments de la tumeur, et regrette que l'examen anatomique ne soit pas plus explicite à ce sujet.

Knapp (1) tend à admettre l'opinion de Willemer se fondant sur ce que, généralement la papille gonflée par une infiltration séreuse présente des bords uniformes à pente douce tandis qu'une papille infiltrée d'éléments néoplasiques peut être tuméfiée en un point, et présenter

(1) Knapp. *Arch. of. opht. and otol.*, 1875.

à ce niveau un bord à pic. Le même auteur tend à admettre la même explication pour un de ses cas (XXXIX) où les bords de la papille proéminente étaient aussi très bien limités.

D'une façon générale, dans nos observations, nous avons vu que le néoplasme ne s'étendait pas au delà de la lame criblée. Cependant il se peut que ces deux cas fassent exception à la règle. Nous voyons, en effet, dans la description anatomique de l'un d'eux (IX) que quelques fibres du nerf optique étaient saines à la surface du néoplasme. Il est donc possible que ces fibres correspondissent précisément à la portion de papille moins gonflée, tandis que la moitié interne taillée à pic, correspondait aux fibres nerveuses comprises dans la tumeur et infiltrées d'éléments néoplasiques.

Dans 11 cas l'examen ophtalmoscopique n'a montré que l'atrophie de la papille, et dans quelques-uns de ces cas l'atrophie était simple sans traces de névrite ancienne. A ce propos, quelques auteurs se sont demandé si cette atrophie n'avait pas été précédée de névro-rétinite laquelle était passée inaperçue parce que l'examen avait été fait trop tard.

Nous ne croyons pas devoir entamer cette discussion parce que nous ne voyons pas qu'elle ait un grand intérêt. Il est certain que les troubles papillaires constituent un excellent signe dont nous tirerons parti plus tard. Mais, soit qu'on ait trouvé des traces de névro-rétinite, soit qu'on n'ait vu que de l'atrophie simple de la papille, le diagnostic n'a tiré aucun renseignement de ces différences.

Il est probable que dans le plus grand nombre des cas, si l'examen avait été fait au début, on aurait trouvé soit des signes de névro-rétinite, soit simplement de la stase papillaire; car nous comprenons que l'une de ces deux altérations puisse dominer suivant qu'il y a inflammation du nerf ou simplement compression de ses vaisseaux. Quant à l'aspect de la papille à une période avancée, il sera évidemment différent suivant la lésion qui aura prédominé au début.

Et même, est-il nécessaire qu'il y ait inflammation du nerf ou compression des vaisseaux? Dans plusieurs observations nous voyons que les vaisseaux existaient encore sans altérations notables. C'est que, en effet, l'atrophie peut survenir ici progressivement sans aucune réaction. Quoi de plus logique puisque ses fibres ont été détruites par la tumeur? Qu'y a-t-il autre chose ici que la dégénérescence d'un nerf dont les tubes ont été coupés entre son point d'émergence de l'axe central et sa terminaison?

Le pouls veineux est signalé dans une observation (Szokalski, XII).

Dans un de ces cas de Graefe signale le pouls artériel et en conclut que la tumeur devait comprimer fortement le nerf.

Hypermétropie. — Connaissant la conformation physiologique de l'œil hypermétrope, il est facile d'en déduire qu'une tumeur du nerf optique, bien placée par conséquent pour le comprimer d'arrière en avant, pourra raccourcir son axe antéro-postérieur et donner à cet œil une réfraction hypermétropique. Bien que ce résultat soit tellement logique qu'il en parait presque banal, fort peu d'observations l'ont mentionné. Nous ne le trouvons que quatre fois (Obs. V, III, XLVIII, LVI). Cette rareté s'explique probablement par ce fait que ce symptôme, en raison de la lésion déjà avancée du nerf optique qui a affaibli la vue, n'est plus subjectif; les malades n'en ayant pas conscience, il est devenu essentiellement objectif. Le médecin a donc besoin d'abord de songer à ce signe et ensuite de le rechercher par l'examen du fond de l'œil à l'image droite, deux raisons qui peuvent dans bien des cas le laisser passer inaperçu.

Evidemment l'hypermétropie de l'œil malade n'a de valeur que si la réfraction de l'autre est différente. Dans deux de ces observations où ce symptôme a été mentionné, il est constaté que l'autre œil était emmétrope. Dans une seule le degré d'hypermétropie (5 D.) est noté (LVI). Dans les deux observations où la réfraction de l'œil sain n'a pas été définie (VIII, XLVIII) il est dit seulement que l'hypermétropie était forte. Nous voulons bien croire cependant que les auteurs n'auraient pas parlé de ce symptôme s'ils ne l'avaient jugé propre à l'œil malade.

Bien que l'hypermétropie s'explique parfaitement dans les tumeurs du nerf optique par la compression du globe il s'en faut cependant que ce phénomène puisse s'observer chaque fois. Ainsi, par exemple, dans le cas de M. Panas, ce phénomène ne pouvait pas exister, car la tumeur était très petite et logée au fond de l'orbite où elle ne pouvait pas comprimer le globe. Il y avait exophtalmie, c'est vrai, mais une exophtalmie particulière (analogue à celle du goitre exophtalmique), comme le dit l'observation, par conséquent pression très modérée de l'œil par l'intermédiaire du coussinet adipeux; or nous savons que l'œil est assez résistant pour se laisser refouler avant de se laisser déprimer.

Troubles de la vision.

Diplopie. — Ce symptôme ne présente pas ici une grande importance puisqu'il est dû à une conséquence banale des tumeurs de l'orbite : la déviation du globe oculaire. Mais il peut avoir pour le médecin une signification précieuse au début d'une tumeur du nerf optique, lorsque l'exophtalmie est à peine appréciable et qu'il y a cependant déjà des troubles papillaires. C'est donc un symptôme du début et qui doit être fréquent, si nous nous rappelons que l'exophtalmie est bien rarement directe et qu'il suffit d'une légère déviation de l'œil pour produire les deux images.

Malgré cela, la diplopie ne se trouve mentionnée que dans quelques observations. Nous croyons pouvoir expliquer ce fait par plusieurs raisons : d'abord, bon nombre de nos observations sont incomplètes si nous en jugeons par le défaut de quelques symptômes plus importants que la diplopie qui ne paraissent pas avoir été recherchés. Ensuite, comme les tumeurs du nerf optique atteignent souvent des enfants en bas âge et que la diplopie, symptôme essentiellement subjectif, demande un certain raisonnement du patient, il n'est pas étonnant qu'elle soit souvent passée inaperçue.

Enfin, et ceci est bien plus important, la diplopie quand elle a lieu, n'a pas une longue durée car elle est sous la dépendance de la vision qui elle-même, comme nous le verrons bientôt, est rapidement atteinte dans les tumeurs du nerf optique. D'un autre côté, elle a pu se produire au moment où il y avait déjà de l'amblyopie et alors les malades ont pu facilement faire abstraction de la fausse image.

Amblyopie et amaurose. — Pour la symptomatologie comme pour l'anatomie pathologique, il est nécessaire d'établir une distinction entre les tumeurs qui prennent naissance aux dépens de nerf lui-même, et celles qui envahissent primitivement sa gaine.

Il est aisé de comprendre qu'une tumeur qui atteint d'abord le nerf, amènera plus rapidement des troubles de la vision que celle qui ne l'envahira que consécutivement. Mais l'anatomie pathologique nous a démontré qu'il est souvent bien difficile de faire cette distinction sur une tumeur où le nerf, l'espace intra-vaginal et les gaines elles-mêmes sont envahis par le néoplasme.

D'ailleurs peu d'observations sont explicites sur l'époque à laquelle sont survenues ou seulement l'amblyopie ou l'amaurose absolue.

Sur les 59 cas compris dans notre statistique nous trouvons d'abord 10 observations où il n'est rien dit des troubles de la vision au moment de l'opération. 8 fois il y avait amblyopie et 38 fois amaurose complète. Dans un cas les troubles de la cornée étaient tels qu'ils pouvaient à eux seuls empêcher la vision.

Parmi les 38 observations où l'amaurose est absolue il n'en est que 9 qui donnent des renseignements précis sur l'époque où la vue a été perdue complètement.

Amaurose tardive	Obs. V.	— Myxome.	— Amaurose au bout de 6 ans.
	Obs. XXXVI.	— Myxo-sarcome.	— Amaurose au bout de 7 ans.
	Obs. XLV.	— Myxome.	— Amaurose au bout de 5 ans.
Amaurose précoce	Obs. XXVII.	— Névrome.	— Amaurose au bout de 3 mois 1/2.
	Obs. XLIV.	— Sarcome.	— — 1 mois 1/2.
	Obs. XIII.	— Myxome.	— — 6 mois.
	Obs. XV.	— Myxome.	— — 13 mois.
	Obs. X.	— Névrome.	— — 5 mois.
	Obs. XII.	— Carcinome.	— — 6 mois.

Si on analyse chacun de ces cas au point de vue de l'étiologie et de la marche de l'amaurose, il est difficile d'y trouver des différences anatomiques capables de donner une explication suffisante de leur contraste clinique. Partout nous trouvons que les gaines et le nerf optique sont envahis, ou que celui-ci est atrophié. Peut-être cependant, dans le cas où l'amaurose a été tardive, si l'opération avait été faite au début, aurait-on trouvé le néoplasme limité à la gaine. Pourtant une de nos observations semble donner tort à cette idée : c'est celle de Lawson (XLIV). L'auteur affirme catégoriquement qu'il a eu affaire à un sarcome de la gaine et, en effet, le dessin qu'il donne d'une coupe de la tumeur, vient à l'appui de son opinion ; cependant la vue s'est perdue complètement au bout d'un mois et demi. M. Lawson dit bien qu'il y avait une limite bien marquée entre la tumeur et le nerf, mais il ne paraît pas avoir examiné le nerf au microscope ce qui laisse une lacune dans cette observation si complète par ailleurs.

Malgré cette exception, on s'explique facilement que la vision puisse persister longtemps quand la tumeur n'a envahi que la gaine, car on sait par l'histoire des tumeurs de l'orbite quel degré de compression peut supporter le nerf optique. L'observation de Knapp (XXXIX) est très intéressante à ce sujet : chez une femme de 40 ans qui portait une tumeur du nerf optique depuis trois ans, la vue était encore assez bien conservée. La tumeur une fois enlevée, on vit qu'elle entourait complètement le nerf, mais qu'elle était limitée à la gaine. Dans la discussion qui s'éleva à propos de ce cas, à la Société ophtalmologique de Heidelberg, 1874, Leber s'appuyant sur l'opinion de Graefe et sur les observations connues de tumeurs du nerf où l'amaurose avait été précoce, tendit à en faire une tumeur du tissu cellulaire de l'orbite ayant envahi secondairement la gaine. Mais Knapp a bien prouvé que sa tumeur appartenait au nerf optique.

De même dans l'observation de Neumann (LIV) nous voyons que la vue était à peu près normale au moment de l'opération. Or nous lisons dans la description anatomique de la tumeur que le nerf la traversait « librement » nettement séparé du néoplasme par l'espace sub-vaginal resté libre. Ce cas est très curieux car c'est le seul où la tumeur fût aussi nettement limitée à la gaine et le seul aussi où la vue fut aussi bien conservée, au moment de l'opération. En général, lorsque l'opération a été faite, la vue était à peu près abolie soit par envahissement du nerf soit simplement par compression. Nous exceptons, bien entendu le cas de Critchett (L) où la tumeur était si bien limitée à la gaine qu'on put l'extirper sans couper le nerf; mais, nous le répétons, cette observation est très douteuse.

Malgré ces quelques cas exceptionnels, on peut dire que les tumeurs du nerf optique anéantissent rapidement la vue : c'est ce qui ressort de la grande majorité de nos observations. Nous reviendrons d'ailleurs sur ce point à propos du diagnostic qui y puisera un de ses meilleurs éléments.

Bien que la vision soit rapidement abolie, les troubles visuels suivent cependant une progression bien marquée suivant l'accroissement continu de la tumeur. Aussi, est-ce presque toujours l'exophtalmie qui commence. Une seule de nos observations semble faire exception à la règle, c'est celle de Dusaussay (XIX). Le malade s'aperçut tout d'un coup qu'il ne voyait pas d'un œil et ce n'est que 12 ans après que l'exophtalmie apparut. La tumeur était un sarcome angiolithique. L'amaurose était-elle survenue subitement comme l'a dit le malade ? C'est probable, car lorsqu'il existe un trouble dans un œil, la vision binoculaire est gênée et les malades s'en aperçoivent facilement. Si, au contraire, un œil devient subitement amaurotique, il se peut que le malade, voyant bien de l'autre, tarde plus ou moins à s'en apercevoir. Comment expliquer cette perte subite de la vue? Willemer pense que dans ces cas il se produit une hémorrhagie au niveau du point de contact de la tumeur avec le nerf optique. Il fonde son opinion sur un cas de sarcome de l'orbite rapporté par Leber où on trouva, en effet, une hémorrhagie considérable entre le nerf et le néoplasme.

Souvent, nous l'avons vu, par suite de l'occlusion incomplète des paupières, repoussées par la tumeur, il se produit des lésions plus ou moins marquées de la cornée. Rarement ces troubles cornéens sont suffisants pour abolir la vue, cependant dans les cas d'amblyopie, le médecin pourra être parfois fort empêché d'attribuer au nerf optique ou à la cornée la part qui leur revient dans ce trouble de la vision.

Douleurs.

Les phénomènes douloureux tiennent ici une place relativement peu importante, surtout si on les compare à ceux observés dans les autres tumeurs à marche progressive comme celles-ci. Il est vrai que ce fait s'explique assez facilement puisque le nerf optique n'est que sensoriel et nullement sensitif. Mais les gaines renferment quelques filets nerveux qui peuvent bien réagir contre une distension exagérée.

Sur 59 cas, nous trouvons : 13 fois des douleurs orbitaires ; 9 fois de la céphalalgie et 37 fois pas de douleurs. Sur ces 37 derniers cas, 14 fois l'observation spécifie qu'il n'y avait pas de douleurs et 23 fois il n'en est pas question; soit pour l'absence de douleurs la proportion de 62,71 0/0.

Cette douleur elle-même, lorsqu'elle existe, n'est pas

toujours égale quant à son origine. Il faut bien distinguer, en effet, celle qui siège profondément dans l'orbite, dans le globe lui-même, ou dans le crâne. Nous croyons devoir insister sur cette distinction parce que chaque genre de douleurs a une signification particulière qui n'est pas indifférente pour le pronostic.

La douleur au niveau de la tumeur, rare comme nous l'avons dit et expliqué, peut acquérir une violence telle qu'elle enlève tout repos au malade jusqu'à l'opération (cas de Tillaux (LX). Ces douleurs apparaissent généralement quand la tumeur a acquis un grand volume et le plus souvent elles ne durent pas longtemps. Dans plusieurs observations nous voyons que les malades ayant beaucoup souffert d'abord, avaient ensuite vu disparaître complètement les douleurs.

La douleur orbitaire s'irradie quelquefois vers le crâne; mais le plus souvent la céphalalgie est indépendante de celle-ci; elle peut même exister seule.

Dans trois observations : celle de Quaglino (VII) de Dusaussay (XIX) de Szokalski (XII) nous notons de violents maux de tête surtout pendant la nuit; or dans deux de ces cas l'autopsie démontra l'envahissement par la tumeur de la portion intracrânienne du nerf. Dans la troisième (VII) l'autopsie a fait défaut, mais l'on vit pendant l'opération que la tumeur se continuait à travers le trou optique.

Il est vrai que la céphalalgie a existé dans d'autres cas où la tumeur intracrânienne n'a pas été démontrée, mais devant ces trois cas, il est logique de se demander s'il n'y a pas un rapport de cause à effet entre la tumeur cérébrale et les maux de tête. Si cette relation était prouvée par un plus grand nombre d'observations, il est clair que la notion qu'on aurait le médecin devant des cas analogues aux précédents, serait de la plus grande importance pour le pronostic.

Il se peut pourtant que la céphalalgie provienne d'ailleurs. Ne savons-nous pas que dans l'orbite le ganglion ophtalmique et les nerfs ciliaires sont appliqués contre le nerf optique? Si nous nous rappelons les douleurs violentes qui proviennent de l'irritation de ces nerfs dans certaines affections du globe, nous ne serons pas étonnés que leur compression par une tumeur puisse amener de violents maux de tête. Nous parlons de compression et non pas d'envahissement, parce que le propre des tumeurs du nerf optique est de rester encapsulées et de ne pas envahir le contenu de l'orbite.

Nous avons vu que les douleurs ne surviennent ordinairement qu'assez tard; or souvent les malades ne s'expliquent pas très bien sur le mal qu'ils ressentent surtout sur son siège; ils souffrent et voilà tout. Ne se pourrait-il pas que dans certains cas ces douleurs tardives fussent attribuables aux lésions cornéennes qui accompagnent fréquemment un fort degré d'exophtalmie? Le pronostic gagnerait certainement à ce que cette question fut élucidée.

D'un autre côté, il est évident qu'un œil ne se laisse pas complètement détruire par compression, comme dans l'observation de de Wecker et Poncet sans occasionner des douleurs générales de la tête.

Nous avons maintenant à parler d'un phénomène douloureux bizarre que nous n'avons trouvé signalé que dans une seule observation : celle de Tillaux (LX), « l'impression des rayons lumineux sur l'œil sain provoque des douleurs violentes dans l'œil gauche, à tel point que le malade pour éviter ces douleurs est obligé de tenir l'œil droit fermé ». Nous laissons la parole à M. Tillaux au sujet de ce symptôme. « Il est utile d'insister sur ce dernier phénomène très bizarre et dont l'explication doit être basée sur la disposition anatomique et l'intrication des deux nerfs optiques; l'onde lumineuse arrivée au niveau du chiasma, se réfléchissant sur le nerf opposé. Mais comment comprendre que l'excitation de ce nerf ait pu produire des sensations douloureuses et non des sensations lumineuses ? Les expériences de Magendie ont en effet démontré que le nerf optique est bien un nerf de sensibilité spéciale et non pas de sensibilité générale. « Comment donc expliquer que ce nerf ait réagi douleur au lieu de réagir lumière ? C'est là un phénomène difficile à comprendre; il n'en faut pas moins retenir ce symptôme : le redoublement des douleurs dans l'œil malade par l'action de la lumière sur l'œil sain. Ce signe permettra peut-être d'arriver désormais au diagnostic des tumeurs primitives du nerf optique. »

En résumé, il faut tenir compte de la douleur dans les tumeurs du nerf optique, puisqu'elles peuvent être quelquefois un précieux élément de pronostic; mais il faut bien dire qu'elles sont rares et que le plus souvent, quand elles existent, elles peuvent être attribuées à une cause moins sérieuse qu'une tumeur concomitante de la portion intracrânienne du nerf optique.

Phénomènes cérébraux.

Malgré que dans plusieurs observations nous puissions voir que la tumeur n'était pas limitée au nerf optique intra-orbitaire mais qu'elle atteignait aussi le nerf optique intracrânien, constituant ainsi une véritable tumeur cérébrale, il est cependant remarquable que rarement avant l'opération il y a eu des accidents cérébraux, ou s'il y en a eu, qu'ils ont été peu importants.

Nous avons déjà signalé la céphalalgie opiniâtre qui dans certains cas a pu être rapportée à la tumeur cérébrale; nous n'y reviendrons pas.

Dans l'observation de Holmes (XV) la malade, en même temps que de la céphalalgie, a eu des étourdissements. C'est là déjà un symptôme plus grave. Pendant le temps qu'on a pu observer la malade après l'opération, il n'y a pas eu de récidive, mais on ne dit pas si ces étourdissements avaient cessé. Or, l'opérateur crut remarquer que la tumeur se prolongeait au delà du trou optique; il est donc possible que ces étourdissements aient été provoqués par une tumeur intracrânienne.

De même, dans l'observation de Quaglino (VII), le malade eut pendant la vie des bourdonnements d'oreille joints à de la céphalalgie. Il mourut six mois après l'opération avec de violentes douleurs de tête, du délire, des convulsions et des vomissements. L'autopsie ne fut pas faite, mais il n'en faut pas davantage pour faire penser à un prolongement intracrânien.

Bien plus graves et d'un pronostic plus sévère, sont les crises épileptiformes signalées dans l'observation XVII. Elles s'étaient montrées pour la première fois trois ans après le début de l'exophtalmie, et revenaient jusqu'à trois ou quatre fois par jour. Après l'opération, elles ne se montrèrent plus que trois fois dans l'espace de trois mois. Ici encore, la tumeur du nerf allait jusqu'au trou optique, ne le dépassait-elle pas? Bien que les crises épileptiformes aient diminué, il est permis de soupçonner une tumeur intracrânienne devant ce symptôme si redouté des chirurgiens quand il accompagne un tumeur de l'orbite.

Ainsi donc dans tous les cas dont nous venons de parler, les phénomènes cérébraux ont pu être attribués en partie au prolongement de la tumeur dans le crâne.

Il n'en est pas de même pour le cas de Peabody (Obs. LIII). Ici, en effet, nous voyons le malade mourir avec des phénomènes de méningite qui ne purent être attribués qu'à la tumeur du nerf optique intra-orbitaire, puisque l'autopsie démontra que la portion intracrânienne était absolument saine. Quoique cette tumeur fût d'un très petit volume (moitié d'un petit pois) l'auteur n'hésita pas à en faire la cause de la méningite.

Quoi qu'il en soit, ces faits sont isolés, et il est permis de dire que les tumeurs du nerf optique se compliquent rarement d'accidents cérébraux même lorsque la tumeur se prolonge dans le crâne, ainsi qu'il ressort des nombreuses observations où nous avons vu l'envahissement du nerf optique intracrânien, sans aucun accident cérébral sauf quelquefois la céphalalgie.

D'ailleurs cette absence de réaction cérébrale n'est pas particulière aux tumeurs du nerf optique s'étendant au cerveau. En présence d'une tumeur de l'orbite quelconque, quand elle a acquis un grand développement, le chirurgien prudent se demande s'il ne va pas trouver les parois détruites et le cerveau ou ses enveloppes à nu. Il sait, en effet, que cette complication peut exister sans que le plus souvent le malade en ressente aucun symptôme. C'est là un fait que nous a bien enseigné notre maître le professeur Panas. Plusieurs fois devant une tumeur orbitaire apparemment banale, nous lui avons vu réserver le pronostic, prévoyant le cas où cette tumeur, insidieusement, aurait atteint la cavité crânienne et plusieurs fois nous avons pu voir la justesse de ces sages réserves.

Troubles de la cornée. — Lésions des paupières. — Chémosis.

Nous retrouvons ici à peu près toutes les lésions de voisinage observées dans les tumeurs de l'orbite en général, aussi ne croyons-nous pas devoir y insister longuement.

En premier lieu, nous mentionnerons les lésions de la cornée dues à l'occlusion incomplète des paupières. Le mécanisme en est bien connu : la cornée qui n'est plus lubréfiée par les larmes, se dessèche et perd sa transparence ; n'étant plus défendue par les paupières du contact des corps étrangers, elle est exposée à une foule de petits traumatismes qui l'enflamment et l'ulcèrent. Ces lésions cornéennes prennent quelquefois des configurations régulières; c'est ainsi, par exemple, que la kératite n'occupe que le segment inférieur de la cornée tandis que le supérieur dont il est séparé par une ligne droite est absolument normal. Ce fait s'explique parce que la paupière supérieure remplit encore une partie de ses fonctions tandis que l'inférieure ne recouvre plus la cornée.

De ces lésions cornéennes découlent deux conséquences importantes : d'abord la douleur propre à toutes les kératites ulcéreuses, ensuite l'opacité plus ou moins complète de la cornée qui empêche l'examen opthalmoscopique du fond de l'œil.

Les paupières sont plus ou moins distendues suivant le degré de l'exophtalmie. Comme elles sont très élastiques, elles suivent assez longtemps les progrès de la propulsion de l'œil et peuvent ainsi arriver à un degré d'amincissement extrême. C'est ce qui s'observe surtout pour la paupière supérieure que les malades peuvent encore arriver à étendre grâce à un certain effort. La paupière inférieure se laisse moins distendre et arrive rapidement à se cacher au-dessous du globe oculaire. Enfin, il arrive un moment où l'œil reste complètement à découvert; les deux paupières, formant deux bourrelets dans le tissu orbitaire, ne peuvent plus se déplisser. Ce degré extrême est rare; nous le voyons cependant noté dans le cas de Hulke; c'est même ce qui décida la malade à se laisser opérer. Ainsi nous voyons souvent les malades trop pusillanimes ou trop peu intelligents résister aux conseils judicieux du médecin et céder à une simple considération de coquetterie, alors même qu'il s'agit de leur vie.

Le chémosis non plus ne présente pas ici grand'chose de particulier. C'est un signe qui n'a pas grande valeur dans l'espèce ; il indique que derrière l'œil il y a une compression des veines mais il ne donne aucune indication sur le siège de la cause comprimante.

Disons seulement que le chémosis s'observe d'ordinaire lorsque la tumeur du nerf optique est arrivée à un développement considérable et que de ce fait même il acquiert une signification assez considérable.

Quelquefois le chémosis paraît augmenté par la tumeur qui se trouve derrière lui, mais que le doigt peut cependant sentir. Il n'en est pourtant pas toujours ainsi, et il arrive quelquefois que le bourrelet d'œdème conjonctival est assez prononcé pour qu'il masque complètement la tumeur.

Enfin il se peut que ce gonflement ne soit dû ni à l'œdème, ni à un prolongement de la tumeur, mais bien au bourrelet graisseux de l'orbite poussé en avant par le néoplasme. Déjà nous avons signalé ce fait en parlant des données fournies par la palpation, et à ce propos, nous avons mentionné une observation où le paquet graisseux lobulé avait été pris pour la tumeur. De même dans l'observation LVI il est noté qu'on voyait, dans le sinus conjonctival inférieur, un bourrelet jaunâtre, surtout quand on faisait fortement regarder l'œil en haut. Ici encore l'opération démontra qu'on avait affaire au tissu cellulo-adipeux de l'orbite. A ce propos les auteurs de cette observation, MM. Parisotti et Despagnet font remarquer avec raison qu'il ne faut pas, comme certains auteurs, dire que toujours les tumeurs du nerf optique refoulent en arrière le tissu cellulaire de l'orbite.

L'épiphora est une conséquence naturelle de l'exophtalmie et du défaut d'occlusion des paupières ou du renversement des points lacrymaux ; ce symptôme n'a donc pas ici une bien grande importance. Signalons cependant que dans certains cas, alors que l'exorbitis était peu prononcée et que les malades ne l'avaient pas encore remarquée, le larmoiement a pu mettre le chirurgien sur la voie du diagnostic.

Pupille. — L'état de la pupille, en dehors de toute paralysie, étant en relation directe avec la quantité de perception lumineuse de la rétine, il est facile de prévoir que si la tumeur a amené seulement de l'amblyopie, les mouvements de l'iris sous l'influence de la lumière ne seront que faibles, tandis qu'ils seront abolis s'il y a amaurose de l'œil affecté. Le réflexe pupillaire lumineux est donc le plus souvent complètement perdu.

Il n'en est pas de même du réflexe accommodateur; en effet, si l'on sollicite l'accommodation de l'œil sain, on voit la pupille de l'œil malade suivre les mouvements de sa congénère.

Ce symptôme n'a pas grande importance attendu qu'il s'observe dans l'amblyopie et l'amaurose en général quand elle n'atteint qu'un œil, mais nous avons tenu à le mentionner parce que beaucoup de nos observations établissent bien la différence entre ces deux phénomènes réflexes dont le premier est toujours affaibli ou perdu tandis que le second est toujours conservé.

Engorgement ganglionnaire. — Si l'on voulait juger de la malignité ou de la bénignité des tumeurs du nerf optique par l'engorgement ganglionnaire, comme on le fait pour les tumeurs en général, on sera bien mal renseigné : Elles sont, encore de ce côté, des tumeurs cérébrales.

Dans une seule observation (XXII) nous trouvons noté l'engorgement des ganglions cervicaux, et encore, était-ce du côté opposé à celui de la tumeur. Cet engorgement tenait donc à une cause étrangère.

Même dans les cas de récidive l'engorgement ganglionnaire n'existe pas.

Il faut faire une exception pour l'intéressante observation de Lawson (XLIV) où, après récidive, tous les ganglions cervicaux et même les ganglions péri-bronchiques et mésentériques étaient malades; mais ici, il s'agissait d'un cas de généralisation des éléments de la tumeur. On en trouvait presque dans tous les organes. Or c'était un sarcome de la gaine sans dégénérescence néoplasique du nerf. Ici encore l'exception vient confirmer la règle.

Etat général. — Il y a peu de chose à dire de l'état général, car les tumeurs du nerf optique ne retentissent pas sur la santé. Tant qu'elles sont petites elles n'occasionnent pas une gêne considérable; elles sont rarement douloureuses ou quand elles le sont, les douleurs sont supportables ; enfin, elles ne se généralisent pas, toutes conditions qui font bien comprendre que les malades porteurs d'une tumeur du nerf optique puissent jouir d'une santé relativement bonne.

Comme presque toutes les tumeurs dont nous rapportons l'histoire ont été opérées avant d'avoir atteint un volume considérable et d'avoir subi des dégénérescences capables de porter atteinte à l'état général, nous pensons néanmoins que si elles avaient été livrées à elles-mêmes la santé des malades n'auraient pas manqué de s'en ressentir.

Mais ce dont nous sommes certain, c'est que ces tumeurs, avec leur tendance marquée à envahir le nerf optique d'avant en arrière, auraient amené des troubles cérébraux d'un effet désastreux sur l'économie et même causé la mort comme nous le voyons dans deux cas où l'opération n'avait pas débarrassé les malades de leur néoplasme, XLII, LIII.

CHAPITRE IV

MARCHE — DURÉE — TERMINAISON

Les différents symptômes d'une tumeur du nerf optique ne se succèdent pas dans l'ordre où nous les avons énumérés dans leur description. Peut-être ne sera-t-il donc pas inutile que nous les récapitulions en donnant la description d'un cas type ou chaque symptôme sera à sa place clinique.

Dans un grand nombre de nos observations où nous avons vu l'affection atteindre surtout les enfants, ce sont presque toujours les parents qui se sont aperçus du premier symptôme : ils ont vu que leur enfant louchait. Si, au contraire, c'est un adulte, ce qui le frappe le plus souvent au début, c'est qu'il voit double. L'enfant aussi a vu double, mais il n'a pas su le dire; tandis que l'adulte aura eu de la diplopie d'abord et ce n'est que plus tard que la déviation de l'œil aura été assez prononcée pour pouvoir être remarquée par lui ou son entourage.

Dans d'autres cas plus rares, c'est l'exophtalmie qui commence sans diplopie si l'œil est poussé directement en avant.

Aussitôt après, et quelquefois en même temps, la vue

baisse. Tels sont les premiers symptômes d'une tumeur du nerf optique.

Si à cette époque l'examen ophthalmoscopique est pratiqué, il montrera le plus souvent de la stase papillaire; plus rarement l'atrophie de la papille et l'amincissement des vaisseaux, car, d'ordinaire, la névrite précède l'atrophie.

A partir de ce moment, deux facteurs surtout doivent être pris en considération : l'exophtalmie et les troubles de la vue.

L'exophtalmie fait des progrès continus ; elle peut arriver, comme nous l'avons vu, à des degrés extrêmes. Les malades ont un larmoiement continuel, la conjonctive est injectée et chémotique; il y a de la photophobie, mais ce qui gêne surtout le patient, ce sont les ulcérations de la cornée quand les paupières ne peuvent plus la recouvrir.

Malgré cette propulsion quelquefois énorme du globe oculaire, il n'est pas enclavé dans l'orbite; il peut être plus ou moins dévié, mais il fait des mouvements assez étendus dans certains sens, en un mot, il ne présente pas cette fixité particulière qu'il a dans d'autres tumeurs orbitaires. Enfin, si la tumeur est livrée à elle-même, elle finit par tellement comprimer l'œil, que celui-ci s'atrophie, et arrive à l'état de moignon.

Pendant ce temps, l'amblyopie qui a débuté de bonne heure, fait des progrès rapides, et arrive sans tarder à l'[illegible]ose.

S[illegible] y a des douleurs, elles ne surviennent que tardivement et ne durent d'ordinaire pas longtemps; rarement les malades réclament l'opération pour les débarrasser de leurs souffrances.

Enfin, dans certains cas, la tumeur devient assez volumineuse pour pouvoir être sentie avec le doigt ; ce n'est, on le comprend, qu'à la dernière période, mais ce signe est toujours des plus précieux pour le chirurgien.

A ce moment, la tumeur a accompli la plus grande partie de son évolution et le plus souvent l'opération met un terme à ses progrès.

Maintenant que dire de la marche de ces tumeurs? Presque toujours l'ablation en a été faite; trois ou quatre seulement ont été trouvées à l'autopsie.

Du début du néoplasme à l'opération, nous avons à noter des espaces de temps très variables ; depuis un mois et demi jusqu'à vingt ans. Une des tumeurs trouvées à l'autopsie, avait débuté quatorze ans auparavant.

Que seraient devenues ces tumeurs? Il est difficile de le dire. Cependant si parmi celles qui sont restées longtemps sans être opérées nous prenons celle de Poncet et de Wecker (13 ans) nous voyons qu'elle était arrivée à un volume considérable, qu'elle sortait presque de l'orbite, et qu'elle avait réduit l'œil à l'état de moignon.

La propagation de la tumeur au nerf optique intracrânien est-elle en raison directe de la durée? C'est possible, cependant en compulsant nos observations nous trouvons que la propagation intracrânienne a été observée aussi souvent pour une durée courte que pour une durée longue. Ce progrès du néoplasme tient donc plutôt au genre de la tumeur qu'à sa durée. Malheureusement dans nos observations, nous avons trouvé trop peu de dénominations histologiques incontestables pour que nous puissions ici en tirer une conclusion.

Pour la durée, il en est à peu près de même. Cependant nous pouvons dire que la tumeur qui est restée le plus longtemps sans être opérée (20 ans) parce que ses progrès n'avaient pas été rapides, est une tumeur essentiellement bénigne : un fibrome pur (obs. LVI). Nous voyons, au contraire, que la tumeur qui a marché le plus rapidement (un mois et demi) était essentiellement maligne, si nous en jugeons par sa récidive et sa généralisation à presque tous les organes. C'était un sarcome de la gaine (Obs. XLIV).

Entre ces deux cas extrêmes, les autres ont eu une marche très variable. Mais ce qui frappe surtout, c'est la rapidité avec laquelle ces tumeurs font des progrès chez les enfants. Ainsi sur vingt et un cas où la tumeur est arrivée à son apogée en moins de deux ans, nous trouvons :

1° Une durée de cinq mois chez un enfant opéré à l'âge de sept ans. Fibro-sarcome (XLVI).

2° Une durée de dix mois chez un enfant opéré à l'âge de quinze mois. Tumeur fibro-nucléaire (XXII).

3° Une durée d'un an chez un enfant opéré à l'âge de quatre ans et demi. Myxo-sarcome (XXI).

4° Une durée d'un an chez un enfant opéré à l'âge de huit ans. Myxo-sarcome (XXVI).

Voici d'ailleurs les résultats que nous donne la statistique générale :

Durée de deux ans ou au-dessous......... 21 cas
Durée de cinq ans ou au-dessous......... 12 —

Durée de plus de cinq ans............... 12 —
Durée non indiquée..................... 13 —

Il nous semble impossible de tirer de cette statistique une conclusion évidente. Nous trouvons des cas à marche très rapide et d'autres à marche très lente. Tout au plus semble-t-il que les progrès de ces tumeurs soient d'autant plus rapides que les sujets sont plus jeunes.

Nous n'avons guère à parler ici de la terminaison de ces tumeurs. Leur fin habituelle c'est l'extirpation ainsi que nous l'avons vu presque toujours. Dans deux cas, cependant, l'autopsie nous a prouvé ce que pouvaient ces néoplasmes s'ils étaient abandonnés à eux-mêmes. Dans le premier cas, c'est une tumeur de la couche optique coïncidant avec une tumeur du nerf qui a amené la mort après quelques attaques épileptiformes (XLII). Dans le second cas, c'est une petite tumeur du nerf optique sans tumeur cérébrale qui a causé une méningite mortelle.

Il y aurait peut-être à dire sur l'interprétation de ces deux cas mortels. Pour l'un, s'il y avait une tumeur de la couche optique, est-ce la peine d'incriminer celle du nerf? Nous répondrons que l'existence de ces deux tumeurs ne nous apparait pas comme une simple coïncidence à cause des rapports anatomiques connus entre les racines du nerf optique et les couches du même nom. Pour l'autre, il est sans doute étonnant qu'une tumeur aussi petite du nerf optique intra-orbitaire ait put amener une méningite mortelle, cependant, en l'absence de toute autre cause, n'est-il pas logique de se rattacher à celle-là?

Quoi qu'il en soit, si la terminaison fâcheuse dans ce dernier cas peut être considérée comme une exception, il n'en sera pas de même lorsque la tumeur aura dépassé le trou optique. D'ailleurs, nous reviendrons sur ce point important en parlant du pronostic.

CHAPITRE V

DIAGNOSTIC

Par les symptômes et la marche des tumeurs de l'orbite, on peut voir qu'il n'est pas indifférent pour le diagnostic qu'on ait affaire à une affection ancienne ou à une affection qui commence. A la dernière période de ces tumeurs, le diagnostic peut être facile, mais il est toujours très difficile au début.

Il serait cependant très utile, comme nous le verrons au pronostic, de pouvoir reconnaître la présence du néoplasme quand il commence à se montrer, aussi allons-nous le tenter.

Pour cela, nous diviserons ce chapitre en deux parties : dans la première, nous essayerons d'établir le diagnostic au début de la maladie ; dans la seconde, nous l'établirons à une période plus avancée à l'aide de symptômes plus nombreux et plus certains.

Nous avons vu que tout à fait au début, il peut se produire une légère diplopie qui n'est, en somme, que le commencement de l'exophtalmie ; s'il y a la moindre déviation de l'œil la diplopie se produit alors que l'exorbitis est trop faible pour être perçue.

Cette diplopie, par elle-même et toute seule, ne saurait donner aucun renseignement exact, mais qu'il y ait en même temps un léger trouble de la vue d'un œil, ce dont on s'assurera en explorant alternativement l'acuité visuelle de chaque œil, et l'on pourra commencer à douter que la déviation de la ligne visuelle soit due uniquement à une action musculaire.

C'est alors que l'ophtalmoscope pourra venir en aide. Nous avons vu que des troubles papillaires existaient toujours en même temps qu'une altération très marquée de la vue ; mais nous avons vu aussi que les lésions de la papille ne semblaient pas en rapport avec le degré de perte de la vision ; que souvent il n'y avait que de la papillite en même temps qu'une amaurose absolue. Or nous savons qu'une papillite n'est pas suffisante pour amener une pareille altération de la vue. On connaît des cas assez nombreux de tumeurs cérébrales ou de méningite de la base qui avaient provoqué une névro-rétinite très marquée sans que les troubles de la vision fussent considérables.

Ainsi donc, dans notre cas, l'ophtalmoscope pourra ne trouver que peu de chose ou même rien du tout. Il est facile de comprendre quel parti le diagnostic pourra tirer de ce renseignement : diplopie ou légère exorbitis et altération de la vue d'un œil avec ou sans névrite. Cette coïncidence de symptômes, si elle ne donne encore aucune indication précise, peut au moins faire rechercher soigneusement l'exophtalmie et les autres symptômes d'une tumeur du nerf optique. Il ne faudra pas, en effet, penser à une autre tumeur de l'orbite, car il n'en est aucune qui puisse aussi rapidement comprimer le nerf optique. L'exophtalmie, dans ces cas, précède toujours de longtemps l'altération de la vue. Mais nous n'insistons pas davantage, persuadé qu'on aura rarement à faire le diagnostic à cette période, ou qu'il ne sera jamais assez certain pour qu'on n'ait pas besoin d'attendre la marche de la maladie.

Il n'en est plus de même à une période plus avancée. Ici, nous supposerons qu'il y a de l'exophtalmie moyenne, en même temps que les symptômes dont nous venons de parler; nous sommes donc dans les conditions ordinaires de la plupart des tumeurs dont nous rapportons les observations.

Nous ne nous arrêterons pas à faire le diagnostic entre l'exophtalmie et les diverses augmentations de volume de l'œil. Nus supposons l'exorbitis évidente.

Nous passons aussi sur l'exophtalmie survenue rapidement à la suite d'un coup, par exemple, ce qui pourrait faire supposer un anévrysme artérioso-veineux, ou à la suite d'une cause inflammatoire (phlegmon de l'orbite, hygroma rétro-bulbaire).

Il ne saurait être question ici que d'une exophtalmie assez lente dont le malade ou le médecin a pu suivre la marche régulièrement progressive.

Il s'agit donc de savoir en quel point de l'orbite siège la tumeur qui provoque l'exophtalmie. Ce symptôme peut être amené non seulement par les tumeurs nées primitivement dans l'orbite, mais aussi par celles qui, parties des régions voisines, ont envahi secondairement la cavité orbitaire.

Nous n'avons pas l'intention de faire ici le diagnostic général des tumeurs de l'orbite, mais seulement d'indiquer celles d'entre elles qui peuvent produire l'exophtalmie. Nous éliminerons rapidement les néoplasmes qui viennent des régions voisines.

Certaines tumeurs des fosses nasales, après avoir détruit la paroi interne de l'orbite, peuvent pénétrer dans sa cavité et repousser l'œil. Mais avant d'en arriver à cette période avancée, la tumeur a provoqué de l'enchifrènement, des épistaxis et des déformations du nez qui mettront sur la voie.

Du sinus maxillaire, peuvent aussi provenir des tu meurs soit qu'elles aient pris naissance dans sa cavité soit qu'elles viennent d'un autre point de la mâchoire supérieure. Ici encore il y aura eu auparavant de la gêne et de la pesanteur du côté du sinus, des douleurs vives à ce niveau, quelquefois l'ébranlement des dents et enfin toujours, une déformation caractéristique de la région.

Il en est de même du sinus frontal qui peut aussi être le point de départ de tumeurs envahissant l'orbite. Ici nous rappellerons la fréquence des ostéomes qui se produisent chez des individus jeunes comme les tumeurs du nerf optique. Mais nous n'insistons pas, car avant qu'une tumeur de ce sinus produise l'exophtalmie, elle aura donné lieu à d'autres symptômes assez caractéristiques pour la faire reconnaître.

Nous arrivons maintenant aux tumeurs de la cavité orbitaire elle-même dont le principal et quelquefois l'unique symptôme est l'exophtalmie.

Des parois même de l'orbite, peuvent naître des exostoses, des sarcomes, etc.

La glande lacrymale peut être le point de départ de quelques néoplasmes. Enfin on peut trouver dans la cavité orbitaire, dépendant de son contenu, des tumeurs solides malignes et bénignes, des kystes et des tumeurs vasculaires, nous éliminerons tout de suite ces dernières qui le plus souvent donneront lieu à des battements ou à des souffles caractéristiques.

Ces diverses tumeurs présentent des symptômes communs ; aussi pour ne pas nous répéter, allons-nous examiner chaque symptôme en particulier pour voir la différence qu'il présente pour ces tumeurs en bloc, d'un côté, et les tumeurs du nerf optique, de l'autre.

L'exophtalmie produite par ces diverses tumeurs de l'orbite, est différente suivant la variété du néoplasme. Les kystes profonds de l'orbite, les lipomes et les exostoses du sommet de la cavité ont donné lieu à une exorbitis qui se rapproche beaucoup de celle des tumeurs du nerf optique. Ce symptôme ne sera donc pas ici d'un grand secours pour le diagnostic qui devra s'aider de l'examen des autres signes.

Il n'en est plus de même si c'est une exostose de la partie antérieure de la paroi ou une tumeur maligne de la cavité. Dans le premier cas, l'œil sera fortement dévié dès le début de l'exophtalmie tandis qu'une tumeur du nerf optique, ne produit au commencement qu'une déviation légère et le plus souvent nulle.

Dans le second cas, l'œil sera directement poussé en avant, il est vrai, mais il aura cette fixité, cette immobilité particulières que le malade ne pourra pas modifier malgré tous ses efforts.

Une tumeur du nerf optique, au contraire, produit une exophtalmie libre, dégagée. Les mouvements peuvent être plus ou moins gênés d'un côté ou même être restreints de partout, mais ils ne sont jamais complètement abolis. C'est, comme le dit le professeur Panas, dans son observation, l'exorbitis du goitre exophtalmique.

Ainsi donc, des deux signes auxquels de Graefe attachait une si grande importance : la direction de l'exophtalmie et les mouvements de l'œil, c'est ce dernier surtout qui paraît mériter le plus de considération.

La palpation sera un puissant adjuvant du diagnostic quand elle pourra s'exercer. Presque toutes les tumeurs de l'orbite enkystées ou bien limitées, arrivées à une certaine période de leur marche, finissent par devenir accessibles au doigt. Nous avons vu qu'il en était de même pour beaucoup de tumeurs du nerf optique. Dans nos observations, chaque fois que le toucher a pu sentir la tumeur, il a donné les renseignements suivants : 1° La tumeur est séparée des parois orbitaires.

2° Elle est plus ou moins mobile sous le doigt ou avec l'œil.

3° Elle semble se trouver derrière l'œil sur le prolongement du nerf optique.

Or, que deviennent ces renseignements appliqués aux autres tumeurs de l'orbite ?

Il est certain qu'un kyste ou un lipome situés derrière l'œil pourraient offrir ces mêmes caractères ; mais il est évident aussi qu'ils manqueront complètement d'une tumeur provenant des parois.

La situation de la tumeur perçue au doigt ne pourrait-elle pas aussi nous aider? Nous avons vu que le professeur Knapp avait souvent remarqué la prédominance de la néoplasie sur le côté interne du nerf. D'un autre côté, la statistique nous a prouvé que la tumeur se trouve le plus souvent soit en haut, soit en dedans de l'œil. Mais il se trouve que les sarcomes et les ostéomes éburnés de l'orbite tirent très souvent leur origine de la paroi supérieure et interne de l'orbite vers l'ethmoïde et le frontal. Nous en conclurons que la situation du prolongement de la tumeur ne sera pas d'une grande utilité. Quoi qu'il en soit, la palpation nous aura renseigné suffisamment en nous dénonçant la dureté caractéristique d'une tumeur osseuse.

Le plus souvent, les renseignements fournis par le doigt sont très exacts; cependant ils pourront aussi être erronés, témoin cette observation où un paquet cellulo-graisseux fut pris pour la tumeur. Cependant l'erreur ne fut pas complète puisque la tumeur se trouvait immédiatement derrière lui.

Lorsque le chirurgien se sera décidé à opérer, un renseignement de plus ne lui sera pas d'une grande utilité; cependant nous voyons que pour asseoir leur diagnostic d'une façon plus complète, quelques chirurgiens, pendant le sommeil chloroformique, sur la table d'opération, ont recommencé la palpation qu'ils pouvaient ainsi pousser plus profondément. Plusieurs fois ils ont réussi à trouver la tumeur qui leur avait échappé auparavant.

La palpation appliquée à l'œil lui-même ne pourra pas donner de grands renseignements. Tout au plus pourra-t-elle en nous édifiant sur le tonus, sur l'élasticité ou la résistance du coussinet rétro-bulbaire, nous faire soupçonner une tumeur placée derrière l'organe.

Toutes les tumeurs de l'orbite finissent par amener tôt ou tard des troubles de la vision soit par destruction du globe, ce qui arrive à la dernière période, soit par compression du nerf optique, ce qui nous intéresse ici plus particulièrement.

L'étude de l'exophtalmie et de la palpation nous a rendu le diagnostic facile pour certaines tumeurs mais nous avons vu aussi que certaines d'entre elles pouvaient donner lieu à une exophtalmie semblable à celles des tumeurs du nerf et qu'elles ne s'offraient pas à la palpation, d'où la nécessité de chercher à les reconnaître par ailleurs. Ce sont les troubles de la vue qui pourront nous mettre sur la voie.

Une exostose, un lipome, un kyste de l'orbite peuvent acquérir un grand volume sans comprimer le nerf optique qui se soustrait à leur pression dans la cavité orbitaire et qui, d'autre part, peut supporter un tiraillement considérable ainsi que l'on peut s'en convaincre par certains exemples remarquables. Une tumeur du nerf optique, au contraire, ne peut pas exister depuis longtemps et n'a pas pu produire une exophtalmie notable sans avoir déjà plus ou moins altéré la vision. Nous avons vu, en effet, que ces deux symptômes : exophtalmie et amblyopie se suivaient de très près lorsqu'ils n'apparaissaient pas en même temps.

Le médecin qui aura constaté une altération de la vue ne tardera pas à examiner le fond de l'œil. Ici nous ne ferons que rappeler ce que nous avons déjà été obligé de dire plusieurs fois : que les tumeurs du nerf optique amènent rapidement un trouble de la vision qui n'est pas en rapport avec l'aspect de la papille; il peut y avoir amaurose sans atrophie du nerf.

Peut-être dans certains cas pourra-t-on tirer parti de la forme du gonflement papillaire. Si la papille est soulevée d'une façon uniforme et si ses bords s'inclinent en pente douce vers la rétine, en se confondant avec elle, on aura affaire à la névro-rétinite ordinaire; mais si ses bords sont taillés à pic comme dans le cas de de Graefe, avec prédominance du gonflement en un point limité, il faudra penser à l'infiltration de l'extrémité du nerf optique par un néoplasme.

C'est là du moins l'avis de Jacobson. Il est certain, en effet, que dans son cas (Obs. XL) ces différents reliefs de la papille avec des colorations diverses pouvaient faire soupçonner un néoplasme. Dans le cas particulier, cependant, on n'avait pas affaire à une tumeur proprement dite du nerf puisque celle-ci, si on peut appeler tumeur ces gonflements, siégeait dans l'extrémité intra-oculaire du nerf. M. de Wecker (1) ajoute à propos de ce cas : « Lorsqu'on a l'occasion d'observer une semblable altération de la papille, nous croyons qu'il faut songer à l'existence d'une tumeur, même dans le cas où l'œil ne fera aucune saillie ». Pour nous, nous sommes d'avis que c'est une trop grosse affaire de diagnostiquer une tumeur du nerf optique pour qu'il ne soit pas nécessaire d'attendre des signes plus certains.

Nous en dirons autant de l'hypermétropie de l'œil malade. Toute tumeur comprimant l'œil d'arrière en

(1) De Wecker. *Traité d'ophtalmologie.*

avant pouvant amener ce résultat, il faudra que ce signe soit appuyé par d'autres d'une grande valeur.

Les tumeurs du nerf optique sont souvent indolores du moins au début, ou ne donnent lieu qu'à de faibles douleurs. Il en sera de même d'un kyste, d'un lipome, de certaines tumeurs osseuses; l'absence du symptôme douleur ne sera donc pas d'un grand secours pour le diagnostic. En revanche, lorsque les douleurs existeront très fortes dès le début, il faudra songer plutôt à un sarcome ou à un carcinome indépendant du nerf optique.

Un phénomène qui pourrait avoir plus d'importance serait celui observé par M. Tillaux ; les douleurs provoquées dans l'œil malade par l'impression des rayons lumineux sur l'œil sain. Mais ce symptôme perd de sa valeur à cause de sa rareté excessive.

La tumeur est-elle limitée à la partie intra-orbitaire du nerf, ou s'étend-elle à la portion crânienne ? Cette question est très importante, aussi l'examinons-nous au chapitre du pronostic.

Le diagnostic, pour être complet, devrait rechercher à quel genre de tumeur on a affaire.

D'abord, est-ce un néoplasme dans le sens propre du mot ou une tumeur dépendant d'un état général constitutionnel comme la tuberculose et la syphilis?

Nous avons déjà dit ce que nous pensions de ces sortes de tumeurs. Il faudra cependant rechercher si le malade est atteint de l'une de ces deux diathèses, mais en prenant garde d'y attacher une trop grande importance.

Si la tumeur est un néoplasme vrai, à quelle variété

appartient-il ? Ici le diagnostic devient très difficile, parce que toutes ces tumeurs, quelle que soit leur structure, se comportent à peu près de la même manière. Un myxome, un sarcome pur et un myxo-sarcome marchent, il est vrai, plus vite qu'un fibrome pur, mais cette dernière espèce est trop rare pour que l'on puisse généraliser sur son compte. D'ailleurs ce diagnostic est inutile parce que, une fois la tumeur reconnue, le même traitement convient à toutes, quelle qu'en soit la variété.

De la persistance plus ou moins longue de la fonction visuelle on peut retirer quelques notions au sujet de l'origine du néoplasme dans le nerf ou dans sa gaine. Il en serait de même de l'étude du champ visuel, d'après Knapp, mais aucune observation ne nous a renseigné à ce sujet.

Lorsque la palpation sera possible, nous pourrons encore être édifiés sur la consistance de la tumeur. D'après Willemer la sensation de mollesse et d'élasticité appartiendrait plutôt aux néoplasmes issus des gaines ou de l'espace intervaginal. Mais cet auteur est d'avis qu'on ne doit attribuer à ces propriétés qu'une valeur relative.

En somme, les tumeurs du nerf optique peuvent être reconnues à quelques symptômes d'une façon assez précise. Si l'exophtalmie est plus ou moins directe, si les mouvements sont assez bien conservés, si les troubles de la vue sont précoces, et les douleurs nulles ou faibles; si enfin la palpation permet de sentir une tumeur isolée des parois de l'orbite et dans la direction du nerf, on aura beaucoup de chances d'avoir affaire à une tumeur du nerf optique, mais il sera exceptionnel de pouvoir donner au diagnostic une plus grande précision.

CHAPITRE VI

PRONOSTIC

Le pronostic des tumeurs de l'orbite est grave puisqu'elles nécessitent fatalement une opération.

Grave est encore leur pronostic à cause de ce fait que quelques-unes d'entre elles tendent à gagner la base du cerveau. Quelquefois, même, n'avons-nous pas vu que la tumeur passant par le chiasma, gagne l'autre nerf optique?

Pour ces deux raisons, l'extirpation de la tumeur et presque toujours l'énucléation de l'œil, quelque radicale et effrayante que paraisse cette opération, doit être proposée au malade dès que le diagnostic est établi. Plus tôt elle sera faite, et mieux cela vaudra. L'œil, en effet, est destiné à être perdu, et la tumeur menace de s'étendre, de gagner le cerveau et de compromettre la vie.

Quant à l'opération elle-même, nous verrons qu'elle n'est pas grave et qu'elle aura d'autant plus de chances de succès qu'elle aura été complète, c'est-à-dire que la section du nerf optique aura pu être faite au delà de la tumeur. Il n'en est pas de même quand la tumeur dépasse le trou optique : dans ce cas le pronostic devra être réservé, non pour l'opération que nous ne croyons pas plus grave pour cela, mais pour l'avenir.

C'est ainsi que, sur 12 cas où le chirurgien s'aperçut pendant l'opération que la tumeur pénétrait dans le trou optique nous trouvons : cinq morts, trois récidives et un cas où des accidents survinrent de par la tumeur cérébrale. Donc sur 12 opérations incomplètes, trois fois seulement les opérés ont survécu et encore n'ont ils pas été suivis longtemps après l'opération.

Comment se rendre compte que l'opération aura ou n'aura pas été complète, c'est à dire que toute la tumeur a été enlevée, ou au contraire qu'elle se poursuit à travers le trou optique sur la portion intracrânienne du nerf? Le chirurgien peut le savoir de plusieurs manières. D'abord, si le doigt introduit dans l'orbite ne sent pas les limites de la tumeur et le nerf optique sain lui faisant suite, c'est que le néoplasme se continue dans la boîte crânienne. Ensuite, une fois la tumeur enlevée, il est facile de voir si la section a porté sur le nerf optique ou sur la tumeur, auquel cas, il en est resté une partie dans le crâne. Enfin, le plus souvent, dans ce dernier cas, le trou optique est agrandi : le doigt peut facilement s'en rendre compte comme dans le cas de M. Tillaux *(Communication orale).*

Cette indication, d'ailleurs, ne suffit pas toujours ; car il peut se faire que le nerf ayant son volume normal soit cependant infiltré d'éléments de la tumeur. Ainsi dans l'observation XII, le chirurgien examinant la section du nerf attenant à la tumeur, y vit quoique son volume fût normal, un point blanchâtre qui lui parut douteux et lui fit mal augurer du pronostic : en effet, cinq ans après il y eut récidive.

Lorsque la tumeur a été enlevée, on peut se demander encore si l'autre œil est menacé. Nous avons vu dans une observation que le chirurgien ayant vu un aspect louche de la papille de l'œil sain, hésita à extirper la tumeur; cependant voyant que cet œil restait bon il opéra ; quelques années après l'autre œil perdait la vue. Toutefois, lorsqu'il n'y a pas de douleurs de tête, que la papille est normale et que la vue est intacte, le pronostic de ce côté n'a pas lieu d'être assombri. Le cas de Goldzieher (Obs. I) est, en effet, une exception : sans qu'aucun signe l'eut fait prévoir, en même temps qu'il y avait récidive du côté de l'œil opéré, l'autre œil devenait amblyope. Plus tard le malade, devenu complètement aveugle, avait été atteint de paralysie des membres et de troubles de l'intelligence.

A plus forte raison devra-t-on craindre cet accident lorsque l'opération aura été incomplète. Dans les cas de Strawbridge (XXXIII) et de Knapp (XXXIV) nous ne pouvons affirmer que toute la tumeur ne fut pas enlevée, cependant, en raison du procédé employé, comme nous le verrons au traitement, nous pouvons supposer que le chirurgien fut gêné dans son opération : aussi les deux malades devinrent-ils aveugles quelque temps après.

CHAPITRE VII

TRAITEMENT

Le traitement des tumeurs du nerf optique ne saurait être varié. Du moment que le diagnostic est fait, il faut enlever la tumeur. Comme nous l'avons vu, ces tumeurs ne restent pas stationnaires et non seulement elles augmentent de volume, mais encore elles tendent à envahir la totalité du nerf, à dépasser l'orbite et à gagner la face inférieure du cerveau. Il faut donc opérer, et opérer le plus tôt possible.

Nous avons vu que le nerf optique pouvait être le siège d'autres tumeurs ou dégénérescences comme de tumeurs vraies. Donc en présence d'une tumeur du nerf, comme il est difficile de poser un diagnostic certain au sujet de sa nature, ne doit-on pas essayer un traitement médical avant d'en venir à l'opération ?

Il s'agit de savoir d'abord lesquelles d'entre elles pourraient être justiciables d'un pareil traitement. Nous n'en trouvons que d'une sorte : les tumeurs syphilitiques. Or, nous devons nous demander si le diagnostic dans les cas signalés a été bien exact et même, cela étant, si le traitement sera efficace.

Quant à l'exactitude du diagnostic, ne peut-on pas en douter? Il n'y a que deux cas signalés, et encore, n'ont-ils pas reçu la consécration de l'examen microscopique qui nous parait indispensable.

D'ailleurs, le diagnostic étant vrai, comme nous savons que les malades ne demandent l'opération ou ne l'acceptent qu'assez tard, il est probable qu'à ce moment, le traitement antisyphilitique n'aurait pas grande action sinon sur la tumeur, du moins sur le recouvrement de la fonction du nerf. Donc il nous paraît inutile d'essayer un traitement médical si l'on croit avoir affaire à une tumeur du nerf optique.

L'opération étant décidée, il s'agit de savoir si l'on pratiquera en même temps l'énucléation du globe et l'ablation de la tumeur ou si l'on respectera l'œil.

Dans quelques cas on a réussi à n'enlever que la tumeur et le nerf en conservant l'œil, et même, une fois, on a pu extirper le néoplasme sans toucher au nerf optique et conserver ainsi la totalité ou une partie de la vision.

Pour ces raisons, le plus souvent, le chirurgien devra réserver sa conduite pendant l'opération faute de prévoir les indications qui lui seront fournies par la disposition du contenu de l'orbite.

Lorque l'exophtalmie n'aura pas amené une difformité extraordinaire, ou que les douleurs ne seront pas trop fortes, ce qui est fréquent, les malades se décideront difficilement à accepter l'énucléation. Nous avons en écrivant ceci, présente à l'esprit, une intéressante leçon sur ce sujet de pratique médicale de notre maitre le professeur Panas où il nous faisait ressortir les points délicats de cette question. « Arracher l'œil ! » comme disent les malades, c'est une opération qui les effraye extraordinairement et au point de vue de son exécution et au point de vue de ses conséquences. L'énucléation est bien moins acceptée encore, et cela se comprend, lorsque l'œil voit encore un peu. Mais il est rare que l'organe ne soit pas inutile lorsque l'opération est proposée.

Nous n'avons pas besoin d'insister ici sur l'innocuité de cette opération au point de vue de la douleur ; le sommeil chloroformique permet de la faire, comme tant d'autres, sans que le malade ressente la moindre souffrance. Mais le trou béant qu'il voit ensuite à la place de son œil, voilà surtout qui effraye le malade. Certes, il a raison, et nous n'irons pas jusqu'à dire qu'il est avantageux d'avoir un œil de moins; mais, si le médecin sait faire comprendre à son malade combien il est important que sa tumeur soit enlevée, que cette tumeur gagnera peut-être le cerveau et que, enfin, il y va de sa vie, nous croyons qu'il saura mettre au-dessus de ses terreurs et de sa coquetterie les judicieux avis de son médecin.

Pour toute opération chirurgicale, surtout pour enlever une tumeur, il faut que le chirurgien commence par se donner du jour; car il doit non seulement enlever, mais, autant qu'il le peut, tout enlever : là est le secret de la réussite. Pour cette raison majeure, si la présence de l'œil privé de la vue empêche de faire l'opération complète, il faut l'énucléer.

Dans presque toutes nos observations, l'opération a été faite.

Dans un grand nombre de cas, l'opérateur n'avait

même pas à se demander s'il conserverait l'œil tant celui-ci était en mauvais état.

Ailleurs, le chirurgien s'est préoccupé de conserver l'œil s'il le pouvait. Rarement il a réussi ; parfois il a été obligé de l'enlever quelque temps après ; enfin, le plus souvent, c'est pendant l'opération même qu'il a été obligé de s'en débarrasser comme d'un obstacle gênant.

Quand on veut enlever en même temps et l'œil et la tumeur, on commence l'opération comme une énucléation ordinaire, c'est-à-dire, qu'après avoir incisé et détaché la conjonctive autour de la cornée, on sectionne le droit externe. Mais ici, on peut choisir entre deux procédés : ou bien sectionner le nerf optique le plus loin possible derrière la tumeur et enlever le tout ensemble ; ou bien, détachant le nerf optique derrière la sclérotique, faire d'abord l'énucléation du globe pour se donner du jour et enlever ensuite le néoplasme. C'est ce que l'on est obligé de faire lorsque la tumeur est volumineuse, auquel cas l'opération doit-être précédée de l'incision du canthus externe pour livrer passage à la masse néoplasique.

Ici se place un point important de l'opération : quand l'hémorrhagie est abondante, ce qui est fréquent, doit-on cautériser le nerf au fer rouge, ou employer d'autres moyens ? Le professeur Panas proscrit absolument la cautérisation ignée ; il lui préfère l'emploi des hémostatiques. Au nombre de ceux-ci, il met en première ligne le perchlorure de fer dont la solution ordinaire à 1/30 est diluée deux ou trois fois ; on en imbibe des morceaux d'amadou bien exprimés qu'on applique au fond de l'orbite. On peut encore employer le chlorure de zinc non pas à 1/10 mais à 1/50 ou 1/100, solution en même temps hémostatique et antiseptique. Puis l'orbite est bourrée de gaze iodoformée ou de coton hydrophile imbibé d'une solution antiseptique, et le pansement est terminé par un bandage bien occlusif.

Sur 59 observations, 38 fois le globe oculaire et la tumeur ont été enlevés en même temps sans que le chirurgien se soit préoccupé de conserver l'œil.

Dans 5 observations nous voyons que l'opération a été commencée comme pour conserver l'œil, mais que devant la difficulté de l'extirpation, le chirurgien a été obligé d'enlever aussi le globe. Dans une de ces observations l'opérateur avait sectionné avec soin le muscle droit externe dans le but de le suturer ensuite au globe s'il parvenait à le conserver.

Dans 3 observations nous trouvons que le chirurgien a réussi à conserver l'œil pendant quelques jours, mais qu'au bout de ce temps il a dû l'énucléer : deux fois parce qu'il avait subi la fonte phtisique, une fois pour donner libre cours à l'écoulement du pus.

Enfin, quatre fois, l'organe a été conservé d'une façon définitive (Knapp, Obs. XXXIX. Gruning, Obs. XXIII. Critchett, Obs. L. Scarpa, Obs. LII).

Voici les détails sur l'opération que nous trouvons dans l'observation de Knapp : « Les paupières écartées par un spéculum ordinaire, je fis au moyen de ciseaux à strabisme une ouverture entre le droit supérieur et interne et l'oblique supérieur à travers la conjonctive et la capsule de Tenon, jusqu'à ce que, au moyen du doigt, je pusse sentir la tumeur. Je circonscrivis ensuite, toujours guidé par l'indicateur gauche, toute la tumeur; je l'isolai de la sclérotique et je coupai le nerf optique, d'abord à son extrémité oculaire, ensuite à son extrémité orbitaire. Au moyen du plat des ciseaux, j'extrayai la tumeur du volume d'une noix que je vous présente. L'hémorrhagie fut insignifiante. Le bulbe replacé en partie, fut contenu par un pansement de charpie. La plaie guérit sans suppuration. Dès le second jour, la patiente n'avait pas de douleurs. Un ulcère dans le segment inférieur de la cornée guérit par l'occlusion palpébrale au moyen de deux sutures latérales ».

De ce qui précède, nous retiendrons surtout ceci : c'est que les muscles de l'œil furent ménagés et que la voie d'extraction du néoplasme fut très étroite; d'où nous concluons que le chirurgien dut être mal à son aise pour extraire la tumeur aussi complètement que possible.

Des quatre observations où l'œil fut conservé, trois seulement donnent des détails sur les suites de l'opération.

Celle de Critchett, malgré sa brièveté, est particulièrement intéressante ; on y voit que la tumeur paraissant adhérente à la gaine du nerf optique et pédiculée, fut extraite seule, tandis que le nerf optique fut conservé. Après une suppuration de quinze jours, la guérison était définitive et la vue parfaitement conservée.

Malheureusement pour ce cas et il en sera de même pour beaucoup d'opérations de ce genre, la conservation du nerf optique laisse douter que le diagnostic du siège de la tumeur ait été exact; d'autant plus que l'auteur lui-même n'est pas très affirmatif à ce sujet.

Le cas de Gruning est de beaucoup le meilleur. L'opération, extirpation de la tumeur avec conservation de l'œil, a été faite en 1875; en 1887, 12 ans après, l'œil est conservé sans apparence d'atrophie extérieure (1).

Dans le cas de Knapp (XXXIX) si intéressant à cause du rétablissement de la circulation rétinienne, l'œil s'atrophia assez rapidement mais garda cependant un volume suffisant pour que la malade le conservât et n'en fut pas trop défigurée.

Connaissant les procédés employés, nous avons maintenant à chercher quel est celui qui a donné les meilleurs résultats.

L'observation de Critchett est unique. C'est qu'en effet les tumeurs du nerf optique sont diffuses, et englobent tout le nerf. Il ne nous parait donc pas que l'occasion puisse se présenter souvent d'extirper ces tumeurs comme un polype.

Doit-on même conserver le globe oculaire ? C'est ce que nous allons nous demander maintenant.

Sur les 59 observations que nous avons examinées à ce sujet, 43 fois l'énucléation a été faite en même temps que l'extirpation de la tumeur. Sept fois l'œil a été conservé ; neuf fois il n'y a pas d'indications sur le traitement ou la tumeur a été trouvée à l'autopsie.

Sur les 43 cas d'opération complète nous trouvons 7 morts quelques jours après l'opération soit : 16,27 0/0.

Sur les 7 cas d'opération incomplète, c'est-à-dire avec conservation de l'œil, nous trouvons :

(1) *Communication écrite du professeur* Knapp, de New-York.

1 cas de mort soit : 14,28 0/0.

2 cas où l'œil malade s'atrophia rapidement et où l'autre œil devint amaurotique quelque temps après.

1 cas d'atrophie quelque temps après l'opération.

3 cas de guérison définitive dont un avec conservation de la vue.

Ainsi nous voyons que la mortalité est à peu près la même pour les deux genres d'opération. Mais si nous examinons de près ce cas de mort dans l'opération incomplète, nous y voyons que le chirurgien, pour faciliter l'écoulement du pus, fut obligé de pratiquer l'énucléation au bout de quelques jours (Schott, obs. XVI) Cette terminaison fâcheuse ne nous apparaît donc pas comme un simple accident malheureux indépendant du médecin, mais bien causé par sa faute ; car il est probable que si l'œil avait été enlevé tout de suite, le pansement aurait pu être fait selon les règles de l'antisepsie, la suppuration nulle, et par conséquent la mort évitée.

De plus, si nous examinons les autres cas, nous y trouvons deux fois la fonte de l'œil conservé et deux fois la perte consécutive de l'autre œil. Le fait d'avoir ménagé l'œil, ayant pu amener une opération incomplète, n'a-t-il pas été la cause de la propagation de la tumeur à l'autre nerf optique? On peut au moins se le demander. En tout cas ces résultats sont loin d'être brillants.

Il reste trois cas de guérison avec conservation de l'œil dont un, celui de Critchett, est surtout remarquable puisque la vue fut conservée; mais était-ce bien une tumeur du nerf optique ?

Si nous revenons maintenant aux 43 cas d'opération complète, ne devons-nous pas nous demander le pourquoi de cette grande mortalité? L'opération qui a été faite est sans doute plus grave que l'énucléation simple puisque c'est une véritable exentération de l'orbite; cependant l'exentération elle-même n'a pas pour habitude, de nos jours, de donner une mortalité de 16 0/0.

Il faut tenir compte, il est vrai, de ce que parmi ces 7 cas mortels on a trouvé 4 fois à l'autopsie une tumeur intracrânienne; mais nous ne croyons pas que cette raison suffise. En effet, ces malades sont morts de méningite purulente. Or la tumeur avait été coupée au niveau du trou optique sans que le couteau fut entré nullement dans le crâne. En quoi donc la présence de cette tumeur du nerf optique intracrânien a-t-elle pu influer sur le développement de cette suppuration des méninges? Dans d'autres cas suivis de guérison, le chirurgien s'est bien aperçu pendant l'opération que la tumeur s'étendait audelà du trou optique.

L'extension de la tumeur au nerf optique intracrânien doit, il est vrai, faire redoubler de soins dans le pansement, mais nous croyons qu'une antisepsie bien faite doit mettre le malade à l'abri de tout danger.

Pendant l'année où nous avons été l'interne du professeur Panas, nous avons pu voir guérir, grâce à des soins antiseptiques parfaits et à une minutie de pansement extrême, non seulement toutes les énucléations, ce qui serait peu, mais aussi toutes les exentérations pratiquées dans le service. Nous nous rappelons entre autres, l'ablation d'une tumeur de l'orbite où la paroi supérieure ayant dû être enlevée, la dure-mère s'était trouvée à nu, et où, cependant, le malade guérit sans accident.

Le cas de M. Tillaux est le seul que nous ayons pu suivre depuis l'opération jusqu'à la guérison complète. Mais il est d'autant plus instructif, que l'extirpation fut forcément incomplète, vu que la tumeur dépassait le trou optique. Or il n'y a eu qu'une légère suppuration et le malade a parfaitement guéri : succès que nous n'hésitons pas à attribuer aux soins antiseptiques parfaits qui sont de règle dans ce service.

Dans le cas de M. Panas, le résultat est plus beau encore : l'exentération de l'orbite avait été bien complète, et cependant le 5e jour le malade était debout.

Nous avons déjà dit dans le courant de ce chapitre comment le pansement devait être fait ; nous n'y reviendrons pas. Mais confiant en l'antisepsie oculaire qui a fait de si grands progrès dans ces derniers temps, nous croyons pouvoir affirmer en terminant, que l'opération nécessitée par une tumeur de l'orbite n'est pas grave malgré la statistique fournie par nos observations.

Le cas de Lawson est le seul qui pourrait jeter une note discordante dans ce concert de cas heureux que, grâce à l'antisepsie, nous croyons pouvoir promettre pour l'avenir. Voilà, en effet, une récidive qui survient très peu de temps après l'opération, et qui s'accompagne d'une généralisation telle qu'on en voit rarement dans les tumeurs les plus malignes. Il est impossible de nier ici que l'opération n'ait au moins hâté la mort, et ce résultat rappelle un peu celui qu'on obtient avec certains épithéliomes de la face qu'on appelle des « noli me tangere ».

Mais à côté de ces épithéliomes, il est une autre espèce de tumeurs qui, elles aussi, seraient dignes de ce surnom, ce sont les tumeurs mélaniques de l'orbite. Or, la tumeur de Lawson était un sarcome embryonnaire de la gaine et qui n'était pas encapsulé, comme le sont d'ordinaire les tumeurs du nerf optique ; il n'était donc pas très éloigné des tumeurs malignes de l'orbite. C'est pourquoi, cet exemple ne doit pas modifier les conclusions précédentes, mais seulement rendre très circonspect le chirurgien qui n'aura pas senti avec le doigt une tumeur bien limitée autour du nerf optique.

En terminant, et sans sortir de notre sujet, nous croyons devoir dire quelques mots du sort réservé à la cavité orbitaire après l'exentération. Le plus souvent, il est vrai, lorsqu'on a enlevé la tumeur, si celle-ci était bien encapsulée, on n'a pas été obligé de nettoyer complètement l'orbite de son tissu cellulaire. Mais dans quelques cas, la prudence exige qu'on laisse dans l'orbite le moins de tissus possible, de sorte que la cavité se trouve béante. Que va-t-elle devenir ? Il se produira sans doute un bourgeonnement sur ses parois et les bourgeons charnus tendront à remplir le vide ; mais ce ne sera pas suffisant. Ici, comme dans toute perte de substance, ce sont les parties molles voisines qui vont faire les frais de cette réparation. C'est ainsi que les paupières qui forment après l'opération deux voiles flottants au devant de la cavité orbitaire, vont être attirées peu à peu en arrière, se rétracter et se réduire, en fin de compte, à très peu de chose ; mais elles auront contribué à boucher l'orifice orbitaire.

La pose d'un œil artificiel est difficile dans une orbite complètement vidée. On a cependant essayé d'en placer de coniques dont l'extrémité pointue venait appuyer au fond de la cavité orbitaire. Rarement ces pièces ont pu être supportées. Il est probable que la rétraction et l'enfoncement des paupières n'ont pas dû être étrangers à cette difficulté. Aussi croyons-nous que le chirurgien, en empêchant la rétraction des paupières, et le constructeur, en cherchant un appareil commode, rendraient le plus grand service à ces opérés. Cet œil serait immobile, il est vrai, mais un œil inerte caché par des verres foncés ne constitue plus qu'une difformité relative.

OBSERVATIONS

OBSERVATION I (TRAD. INÉDITE)

Goldzieher. — Arch. f. opht. XIX, 3, p. 139.

Myxo-sarcome du nerf optique.

On amena en juillet 1865 un enfant de 4 ans à la clinique du Dr Berlin. I. avait une forte exophtalmie de l'œil gauche ; l'œil était poussé en avant et en bas. Mouvements très limités surtout en haut. Décoloration de la papille uniformément blanche.

Diagnostic : tumeur rétrobulbaire.

Quatre mois plus tard, fort accroissement de l'exophtalmie ; on ne peut plus reconnaître les détails du fond de l'œil.

Opération. — Énucléation et extirpation de la tumeur.

Un an après, récidive dans l'orbite gauche. Nerf optique droit atrophié. Amblyopie notable de ce côté.

En 1873, on me dit que cet enfant devenu complètement aveugle avait été longtemps paralysé et était devenu idiot mais s'était remis dans les derniers temps.

Examen de la tumeur. — La tumeur molle tombant presque en miettes, de la grosseur d'une noix à peu près, allait jusqu'au globe. La gaine externe fortement épaissie paraissait peu adhérente ; elle contenait de nombreux dépôts de grosses cellules. Les limites de la gaine interne aux environs du néoplasme étaient difficiles à définir. La tumeur contenait beaucoup de tissu gélatineux et surtout des fibres bizarres larges et brillantes avec des noyaux par-ci par-là. Dans les interstices de ces fibres on trouve des dépôts de couches endothélioïdes et des cellules évidemment fusiformes. Les cellules étaient plus nombreuses vers la périphérie du nerf optique ; on en trouvait aussi dans le tissu inter-fasciculaire des fibres nerveuses qui avaient proliféré. On ne put rien dire de précis sur l'état des fibres nerveuses.

La papille proéminait en forme de champignon ; elle avait 4 ou 5 millimètres de large et presque 2 millimètres d'épaisseur.

Observation II (Trad. inédite)

Goldzieher. — Arch. f. opht. XIX, 3, p. 134.

Gliome du nerf optique avec tissus mixomateux.

Enfant de 4 ans 1/2 chez lequel les parents ont remarqué depuis six mois une saillie croissante de l'œil droit.

Etat actuel. — Propulsion de l'œil en avant et en bas. Mobilité dans toutes les directions mais un peu limitée surtout en haut. Globe oculaire insensible à la pression.

L'examen ophtalmoscopique est impossible à cause d'un trouble généralisé de la cornée.

Le malade étant chloroformisé, on sent avec le doigt une tumeur ovale et cylindrique allant dans la direction du trou optique.

On porte le diagnostic de sarcome du nerf optique.

Opération. — Énucléation et extirpation de la tumeur.

Examen de la tumeur. — La tumeur commençait à la partie postérieure de l'œil comprenant le nerf optique et était de consistance spongieuse.

Le nerf optique s'épaissit visiblement depuis la papille, est un peu courbé, pas tout à fait dans l'axe de la tumeur, mais un peu latéralement. La tumeur est recouverte par la gaine externe.

Au microscope, on trouve que le néoplasme est constitué en partie par du tissu myxomateux et en partie par du gliome. Comme constituant ce dernier tissu, on trouve une espèce de treillis à fines mailles formé de filaments très ténus et à leurs points d'intersection des noyaux assez gros.

Le néoplasme occupait l'espace intravaginal dans lequel les trabécules tapissées d'endothélium manquaient pour la plus grande partie. La gaine externe était absolument normale, la gaine interne était épaissie et contenait une énorme quantité de noyaux. La dégénérescence se poursuit de là dans la substance nerveuse; le tissu conjonctif qui unit les différents faisceaux nerveux était fortement hyperplasié. En quelques points du nerf on trouva des foyers de gliome secondaire. Nulle modification dans les fibres nerveuses contenant de la myéline.

Gonflement de la papille provenant de la dégénérescence des cellules. Gliome de la rétine et faible décollement de cette membrane.

Guérison normale après l'opération. Pas de renseignements sur les suites.

Observation III (Trad. inédite)

Goldzieher. —Von Graefe's Archiv. XIX, 3, p. 125.

Fibrome myxomateux du nerf optique.

Garçon de 10 ans chez lequel le maître d'école remarqua une proéminence de l'œil gauche. Exophtalmie légère, mouvements de l'œil gênés dans tous les sens. L'œil semble sain extérieurement. Dans l'angle externe on sent une tumeur saillante séparée du pourtour de l'orbite. A l'ophtalmoscope : milieux réfringents absolument clairs et transparents ; signes évidents de neuro-rétinite. Hypermétropie de cet œil, tandis que l'autre est emmétrope. On diagnostiqua une tumeur de l'orbite.

Opération. — Énucléation et extirpation de la tumeur.

La tumeur est solide, ovoïde, située en arrière du globe sur le trajet du nerf optique. Longueur 34 millim., épaisseur 24 millim. Une petite portion du nerf paraît saine entre la tumeur et le globe. Dès que le nerf optique a pénétré dans la tumeur suivant son diamètre longitudinal, ses fibres s'irradient dans l'épaisseur du néoplasme puis se rapprochent pour reconstituer le tronc nerveux en arrière à sa sortie de la tumeur. Les fibres nerveuses étaient dispersées dans la tumeur ; il n'y en avait cependant pas en un point de consistance spongieuse et dont les mailles contenaient une substance analogue à de la bile et transparente. La tumeur était entourée de la gaine externe. Le globe oculaire était légèrement aplati d'arrière en avant. Tunique externe normale ; tunique interne très épaissie et très vascularisée. De cette tunique partent des faisceaux de tissu conjonctif qui pénètrent entre les faisceaux nerveux et s'y ramifient dans toutes les directions. Dans le tissu conjonctif, peu ou point de cellules ou de noyaux. Vers le milieu de la tumeur, les faisceaux conjonctifs forment des lacunes dans lesquelles on trouve du mucus. On trouve dans toute la tumeur des fibres nerveuses qui nulle part ne sont atrophiées si ce n'est dans les parties les plus reculées de la substance spongieuse.

Guérison rapide. Pas trace de récidive un an après l'opération.

Observation IV (Trad. inédite) (Résumée)

Narkiewicz-Jodko. — Aus. Nagel's Jahresbericht für, 1872, p. 363.

Névrome avec myxome du nerf optique.

Fillette de 11 ans. Tumeur formée rapidement et sans douleurs. A l'ophtalmoscope : névrite optique, papille proéminente, bords diffus, veines dilatées.

Tumeur de la grosseur d'un œuf de pigeon. 31 millimètres de

large sur 20 millimètres de long. La portion du nerf optique comprise entre le globe oculaire et la tumeur mesure 11 millimètres. La coupe de la tumeur qui était unie et rouge grisâtre présentait deux parties : l'une fut appelée « névrome fibrillaire » l'autre « myxome lacunaire ».

Observation V

Sichel fils. — Gaz. hebd., 1871.

Myxoma gelatinosum du nerf optique.

Anna E..., âgée de 16 ans, bonne santé habituelle. A l'âge de 7 ans, début d'exophtalmie de l'œil gauche et en même temps léger strabisme. A partir de ce moment la vue baissa et depuis trois ans, amaurose de cet œil. Trois ponctions dans la tumeur; issue d'un peu de sang. Pas de douleurs. Mobilité fortement réduite en haut, complètement anéantie en dehors. A la palpation on sent d'abord une grande dureté de l'œil et en arrière du globe, au-dessus de la paupière supérieure, on a la sensation d'une vessie fortement distendue par du liquide. Pas de battements. A l'ophtalmoscope, atrophie simple de la papille sans traces de névrite ancienne; amincissement des artères. Hypermétropie forte de l'œil gauche.

Opération. — On se proposa d'abord de conserver le globe oculaire, mais devant la difficulté d'aborder facilement la tumeur, on pratiqua l'énucléation. Guérison sans complications.

Examen de la tumeur. — Le nerf optique a été sectionné pour l'énucléation, à 4 millimètres en arrière de la lame criblée. Ici le nerf, avec sa gaine, présente un diamètre d'à peu près 7 millimètres. La section jaunâtre du nerf même ne dépasse pas 3 millimètres 1/2, mais il se trouve entouré d'une couche épaisse de plus de 2 millimètres d'une consistance et d'une coloration de gélatine coagulée. La gaine du nerf a une épaisseur d'à peu près un millimètre. On retrouve sur la face antérieure de la tumeur la même section du nerf et on peut le poursuivre jusqu'à une profondeur de 1 centimètre 1/2. Ici ses éléments se confondent insensiblement avec ceux de la tumeur. Celle-ci est nettement séparée des parties voisines par une enveloppe fibreuse, qui se trouve en arrière ouverte dans une étendue de 1 centimètre 1/2; là où la tumeur avait été détachée sur cette section, il est impossible de retrouver une trace du nerf optique.

Examen microscopique. — Pendant l'opération, il s'est écoulé de la tumeur un liquide. Dans ce liquide il y avait des cellules de différentes formes : les unes grosses, rondes, à contenu hyalin ; d'autres rondes, plus petites, d'autres étoilées ou fusiformes situées très irrégulièrement sans relations entre elles. Traité par l'alcool absolu, ce liquide se coagule en partie, mais le précipité se dissout par addition d'eau. La tumeur elle-même présente une trame fibro-celluleuse abondante remplie par les mêmes éléments cellulaires que ceux notés dans le liquide mais, avec proéminence des cellules rondes. Nombreux filaments très brillants semblables à ceux du tissu conjonctif. En différents points de la tumeur, les cellules, surtout les rondes sont devenues graisseuses. Au niveau où le nerf se perd dans la tumeur, les fibres nerveuses se voient en certains points ; en d'autres, on n'en trouve plus trace, il est remplacé par les éléments de la tumeur. Dans la couche morbide située entre le nerf et sa gaine on trouve les mêmes éléments que dans la tumeur.

C'était donc un myxome.

Le malade a été revu trois ans après. Pas de récidive.

OBSERVATION VI (RÉSUMÉE PAR WILLEMER) (TRAD. INÉDITE)

Horner. — Correspondenzblatt für Schweizer Arzzte, 1 April 1871, p. 198.

Myxo-sarcome du nerf optique.

Le malade eut de l'exophtalmie dans la direction de l'axe du globe oculaire avec conservation des mouvements. La vue a été supprimée de très bonne heure. Horner extirpa la tumeur avec l'œil. La tumeur avait pour point de départ la tunique du nerf (l'auteur ne dit pas laquelle) et provoqua la cécité par compression.

OBSERVATION VII

Quaglino. — Annali di Ottalmologia. Anno 1, Fasc. 1, p. 27-32 et fasc. 3, p. 337-341, 1871.

Myxome du nerf optique.

Jeune fille de 24 ans, robuste. A l'âge de 19 ans, chute et branche enfoncée entre le globe oculaire et la paroi interne de l'orbite. Légère hémorrhagie, guérison rapide, sans troubles de la vue. Un mois après l'accident, la vue commence à diminuer; diplopie avec céphalalgie. Saillie légère de l'œil droit. Deux ans après : Saillie plus considérable de l'œil droit. Légère déviation en dedans; mobilité presque nulle et seulement en dedans. Pupille dilatée et immobile. Amaurose complète. Bourdonnements d'oreille. Céphalalgie surtout à droite. Aménorrhée. Rien à la palpation.

Pendant un mois, traitement non suivi d'amélioration.

Nouvel examen au bout de trois ans : L'exophtalmie a beaucoup augmenté. L'œil droit tout à fait immobile est presque entièrement sorti de l'orbite. Paupières œdématiées, immobiles, Chémosis. Cornée ulcérée. En enfonçant le doigt entre le globe de l'œil et la paroi externe de l'orbite on sent un corps dur et gros dans la direction du nerf optique. Diagnostic : Tumeur bénigne naissant probablement des gaines du nerf.

Opération. — Énucléation. Section du nerf optique à quelques millimètres derrière la sclérotique. En arrière, la section a été faite dans le corps même de la tumeur tout près du trou optique.

Examen de la tumeur. — La tumeur était dirigée d'arrière en avant et de dedans en dehors; grosseur d'un œuf de pigeon, piriforme. La grosse extrémité dirigée vers le trou optique a trois centimètres d'épaisseur la petite extrémité en avant a un centimètre. Tumeur molle de consistance spongieuse, gélatineuse, jaunâtre, entourée d'une membrane mince à laquelle elle est réunie par du tissu conjonctif. Sur une coupe longitudinale, on voit la coupe du nerf optique, séparée de celle de la tumeur, augmenter de diamètre en s'éloignant de l'œil; mais tout à fait à la partie postérieure de la tumeur, la coupe de celle-ci présente un aspect uniformément gélatineux et le nerf optique n'est plus distinct à l'œil nu.

Au microscope, on trouve des cellules rondes fusiformes, ou étoilées, à un ou plusieurs noyaux et avec des prolongements qui forment par leur réunion un vaste réseau dans les mailles duquel on trouve une substance homogène à réaction de mucine. Le protoplasma des cellules est en partie granuleux ; quelques-unes sont pigmentées. La tumeur est graisseuse en certains points, en d'autres elle est très vasculaire. Avec le chlorure d'or, on trouve que les fibres nerveuses normales au voisinage de l'œil, se perdent dans la tumeur et sont difficiles à retrouver.

Guérison de l'opération au bout de quelque temps, après avoir eu des bourdonnements d'oreille et de la céphalalgie.

Mort six mois après l'opération avec de violentes douleurs de tête, délire, convulsions et vomissements. Opposition à l'autopsie.

Observation VIII

De Graefe. — Archiv. für ophtalmologie, 1864, Bd X. A. 1. p. 201.

Myxome du nerf optique.

Mlle V..., âgée de 24 ans s'était adressée à moi en 1858 pour une amblyopie gauche avec rétrécissement du champ visuel. Cette amblyopie dépendait d'une neuro-rétinite : comme il existait dès cette époque une propulsion de 4 millimètres, je songeai à l'existence d'une tumeur intra-orbitaire. Le pouls artériel qu'on voyait battre dans cet œil fit supposer que la cause comprimante n'était pas loin du nerf optique. Pendant les cinq années qui suivirent, la saillie de l'œil augmenta sans douleurs et la vue se perdit insensiblement. Dans l'été de 1863 l'œil proéminait de 16 millimètres. La mobilité de tous les muscles était relativement conservée. Le centre de rotation correspondait au centre du globe. Il existait une tumeur dans l'infundibulum des muscles, tumeur qui se prolongeait entre les droits supérieur et interne, de manière à se présenter sous la conjonctive par une surface lisse de couleur jaune rougeâtre. Le globe de l'œil proéminait principalement en dehors. Aspect normal, mais à peine perception de la lumière. Consistance de la tumeur molasse.

Opération. — Énucléation et extirpation. Au sommet de l'orbite il existait encore une couche non altérée de tissu adipeux. Grosseur d'un œuf de pigeon sillonnée de vaisseaux. Kyste à sa partie antérieure. Le nerf oblique pénétrait dans la tumeur et s'y perdait sous la forme d'une expansion aplatie, striée.

L'examen de la tumeur fait par Recklinghausen montra que c'était un sarcome avec transformation myxoïde partielle et production de vaisseaux développés dans le nerf optique.

Observation IX

De Graefe. — Archiv. f. opht., X, I, 1864, p. 193.

Myxome du nerf optique.

Ch. A..., âgé de 23 ans, cultivateur, atteint il y a 2 ans de diplopie du côté gauche avec saillie croissante de l'œil gauche et perte graduelle des fonctions de cet organe. Il y a quelques semaines que des douleurs, se rattachant à une maladie cornéenne, portèrent ce malade à chercher du secours. Proéminence de l'œil, de 18 millim. dans la direction de l'axe de l'œil. Les paupières ne se mettent plus en contact; la mobilité est bien conservée en dehors, en haut et en bas; en dedans elle est notablement altérée. Le centre rotation coïncide à peu près avec le centre de l'œil proéminent.

La palpation révèle une tumeur rétrobulbaire, élastique, molle et presque fluctuante sur quelques points. Amaurose complète.

A l'ophtalmoscope, on voit les veines rétiniennes, élargies, et tortueuses, les artères amincies et un gonflement à pic de la moitié interne de la papille. Diagnostic : Tumeur relativement bénigne de l'orbite, probablement un fibro-sarcome.

Opération. — Énucléation et extirpation de la tumeur. Celle-ci a une surface rouge bleuâtre. Le nerf optique épaissi la pénètre en dehors de son diamètre vertical. La tumeur est grosse comme un œuf de pigeon et présente un prolongement pyramidal qui devait n'être séparé du trou optique par plus de quelques millimètres.

L'examen histologique, fait par M. Recklinghausen, montre que la tumeur est un myxome ayant pris sur son point de départ dans le nerf optique. Les fibres nerveuses étaient très distinctes, à la surface la plus éloignée du nerf. Elles étaient, il est vrai, très isolées, mais très distinctes, et leur nombre allait croissant à mesure qu'on les examinait plus près des points, où le nerf pénétrait dans la tumeur et en sortait.

Observation X (Trad. inédite)

Aron Heymann. — De neuromate nervi optici, Berlin, 1872.

Névrome vrai du nerf optique.

Jeune homme chez lequel Yungken diagnostiqua une tumeur de l'orbite sans opérer. Le malade mourut à l'âge de 19 ans de phtisie pulmonaire ; à l'autopsie on trouve une tumeur du nerf optique.

La diplopie existait depuis l'âge de 5 ans. La propulsion lente de l'œil droit en haut et en dehors ne survint qu'ensuite. La diplopie d'abord très fatigante devint ensuite plus supportable avec la diminution de l'acuité visuelle. Cependant peu de temps avant la mort on constata encore une diplopie croisée, car la vue n'était pas complètement abolie. La mobilité de l'œil droit était nulle en bas.

Pupille normale ; iris mobile ; pas de douleurs pendant le développement de la tumeur.

Autopsie. — Immédiatement derrière le globe oculaire sur le nerf optique, gonflement olivaire s'étendant jusqu'au chiasma.

La tumeur était entourée du névrilème épaissi ; l'épaississement se prolongeait aussi sur la partie saine du nerf en avant et en arrière de la tumeur. La tumeur était blanche et dure en certains endroits, mais molle en d'autres points. Quant au nerf, sa plus grande partie occupait le tiers supérieur de la tumeur quoiqu'on ait trouvé dans tout le néoplasme des fibres nerveuses qui le traversaient en longueur. On ne put pas voir si elles étaient saines ou altérées. La portion du nerf comprise entre la tumeur et le bulbe était très amincie ; ici non plus on ne put pas se rendre compte de l'état des fibres nerveuses.

La tumeur était formée de fibres très fines unies, ramifiées et réunies en faisceaux très ténus.

Observation XI (Trad. inédite)

Ritterich. — Westere beträge zur Vervolkommnung der Augenheilkunst, 1861, p. 57.

Sarcome du nerf optique.

Jeune garçon, sans antécédents héréditaires, subit une compression légère de la région temporale gauche par le forceps. A l'âge de 6 mois, l'œil gauche devint rouge sans cause connue. La rougeur de l'œil disparut au bout de quelques jours, mais celui-ci, cinq à sept semaines après, parut aux parents un peu saillant.

A l'âge de 9 mois, l'œil gauche était légèrement saillant ; les deux pupilles égales, les mouvements de l'iris et du globe oculaire normaux.

A l'âge de 32 mois, bulbe sorti à moitié de la cavité orbitaire et repoussé en bas ; au-dessous de la paupière supérieure tendue, on sent facilement une tumeur solide, élastique et indolore. L'œil paraissait sain ayant conservé un peu de son acuité visuelle. Etat général, bon.

A l'âge de 4 ans, proéminence de l'œil gauche plus marquée ; conjonctive très injectée. Pupille contractée, ne réagit pas à la lumière ; la paupière ne peut plus recouvrir l'œil. Mobilité du globe très faible dans toutes les directions. Pression sur la tumeur, douloureuse. Vue, tout à fait abolie à gauche, affaiblie à droite.

Opération. — Extirpation de la tumeur et du globe oculaire. Mort 41 heures après l'opération, avec accidents cérébraux.

Autopsie. — La tumeur entourait le nerf optique ; elle avait son origine immédiatement derrière le globe oculaire et s'étendait jusqu'au trou optique.

Sur une coupe longitudinale, on voit que le nerf optique prend part à la formation de la tumeur et s'irradie dans son épaisseur.

L'épaississement du nerf optique s'étend jusqu'au chiasma.

OBSERVATION XII

Szokolski. — Annales d'oculistique, t. XXVI, p. 43-50.

Tumeur squirrho-cancéreuse du nerf optique.

Au commencement de 1885, se présente à la clinique ophtalmologique de Varsovie, un enfant de 4 ans, bien portant, robuste, avec exophtalmie considérable de l'œil gauche, attribuée par les parents à une forte contusion, 4 ou 5 ans auparavant.

Le globe oculaire est très poussé en avant, encore recouvert par les paupières. Pas de strabisme. Mobilité parfaite.

Entre l'œil et l'orbite, on ne sent pas de dureté, pas de fluctuation, seulement le tissu cellulaire plus saillant et élastique.

Vue assez bien conservée : de près comme de loin, l'enfant distinguait une main, une montre.

La pupille conservait ses dimensions et sa mobilité normales

Fond de l'œil, normal. Seulement, veines dilatées, pouls veineux à la pression avec le doigt.

Les douleurs frontales et temporales faibles d'abord, devinrent au bout de deux semaines très violentes. L'exophtalmie augmenta. Chémosis. Les paupières ne pouvaient plus recouvrir l'œil. La cornée devint opaque, et la photophobie qui existait auparavant cessa. Pendant ce temps, l'autre œil présentait des troubles sympathiques.

Il paraissait évident qu'il y avait derrière le globe une tumeur comprimant le nerf optique, lequel n'était pas particulièrement affecté, puisque la vision avait persisté très longtemps malgré la propulsion considérable de l'œil.

Opération. — Enucléation, extirpation de la tumeur. Le doigt introduit dans l'orbite sent un corps dur, bosselé et mobile dans le tissu cellulaire. Ce corps fut saisi, séparé des tissus environnants et le nerf optique fut coupé au ras du tronc optique.

Examen de la pièce. — Le globe de l'œil est tout à fait sain. Derrière lui, à un centimètre environ, on voyait sur le nerf optique, une tumeur bosselée et allongée transversalement grosse comme une aveline, que le nerf traversait suivant son petit diamètre. Le nerf optique embrochait cette tumeur comme un fil, une perle. La gaine du nerf passait directement sur la tumeur, où elle se montrait plus forte et plus adhérente. La substance de cette tumeur était dure, grisâtre, fibreuse et criant sous le couteau.

Examen microscopique. — Aréoles réticulaires, au milieu desquelles on voyait des amas de cellules unipolaires à un ou plusieurs noyaux; mais, ce qu'il y avait de plus curieux, c'était la disposition des éléments nerveux au milieu de ces cellules. Cette disposition se voyait bien sur des coupes faites dans le sens du nerf optique, à travers la tumeur. En suivant les faisceaux nerveux, on remarquait qu'ils s'écartaient en forme d'éventail, se perdant insensiblement au milieu de la tumeur, tandis que plus loin, ils reparaissaient dans cette masse, se rapprochaient et reprenaient leur place dans le nerf du côté de l'œil. Les faisceaux nerveux éloignés les uns des autres par la masse croissante de la tumeur qui prenait indubitablement sa source dans les cloisons névrilématiques, avaient été enfin détruits et rompus, lorsque cette masse s'était développée outre mesure.

Bien que le nerf eut été coupé le plus profondément possible vers le sommet de l'orbite, on voyait cependant sur la coupe une teinte grisâtre indiquant une fusée de la tumeur vers le cerveau, ce qui faisait réserver le pronostic.

La rétine était indemne.

La cicatrisation marcha rapidement. Guérison au bout de 3 semaines.

Au bout de 5 ans, l'enfant se représenta avec une grosse tumeur remplissant l'orbite et soulevant les deux paupières. Je refusai l'opération, mais un autre chirurgien la pratiqua. On enleva une tumeur de consistance et d'aspect squirrheux avec des points ramollis encéphaloïdes. Bientôt une méningite se déclara et l'enfant mourut le sixième jour.

Autopsie. — L'orbite et le trou optique sont très élargis. La portion intra-crânienne du nerf optique était occupée par une tumeur de même nature et comprimait la substance cérébrale. (Aucun signe pendant la vie n'avait manifesté cette compression.) Lésions de méningite purulente.

Observation XIII

Rothmund Jun. — Zehender's klin. monatsblatter, 1863, p. 262.

Myxome cystoïde du nerf optique.

Jeune fille. Au commencement de la 2e année, exophtalmie à l'œil gauche. L'enfant semble avoir eu des douleurs à ce moment. A 2 ans 1/2 perte de la vue de cet œil. D'année en année, la tumeur progressa, sans douleurs et atteignait vers l'âge de 15 ans la grosseur d'un œuf de pigeon.

La tumeur qui proéminait en dehors de l'orbite gauche était mobile dans tous les sens et recouverte au sommet dans une partie par la cornée opaque et dans le reste par la conjonctive hyperhémiée. Fluctuation modérée. Parties les plus proéminentes très sensible. Paupières distendues mais mobiles.

État général bon.

Opération : — Section du pédicule au niveau du trou optique, à ce moment écoulement de liquide de la tumeur qui devient plus molle.

Le professeur Buhl examina la tumeur : son diamètre était de sept centimètres. Elle présentait les résidus de la cornée et de la sclérotique et les insertions de tous les muscles de l'œil. On vit sur une coupe qu'elle était constituée par le nerf optique dégénéré et qu'elle avait refoulé l'œil en avant en l'aplatissant. Elle n'occupait que la partie intra-orbitaire du nerf, elle se composait de tissu fibreux dont les brides emprisonnaient des kystes de grandeur variable. Ceux-ci renfermaient des réseaux déliés contenant une substance gélatineuse et vasculaire. L'examen microscopique y fit reconnaître un myxome.

Observation XIV (Trad. inédite)

Laqueur. — Arch. f. opht., 1879, XXV Abth., p. 241.

Myxo-sarcome du nerf optique.

Joséphine F... 14 ans, de santé faible, me fut présentée à la clinique le 18 juillet 1877. Début de l'exophtalmie il y a 1 an 1/2 et en même temps diplopie.

Etat actuel. — Forte exophtalmie ; déviation de l'œil en dedans et en bas. Mouvements presque impossibles en haut et en dehors. A la palpation on ne sent pas de tumeur. A l'ophtalmoscope on constate une hypermétropie considérable et un gonflement notable de la papille. V. le doigt a un mètre. Champ visuel paraît normal.

Diagnostic : Tumeur intra-orbitaire.

Opération. — Enucléation et extirpation de la tumeur. Guérison rapide. Quinze mois après, pas de trace de récidive.

Examen de la tumeur par le professeur Leber : Conservation de la tumeur dans la liqueur de Muller puis dans l'alcool. Coupe longitudinale du globe de l'œil et de la tumeur : le gonflement de la papille est peu appréciable. Une portion du nerf optique longue de 6 millimètres est comprise entre l'œil et la tumeur.

Sur la coupe, cette partie du nerf est conique et grossit vers la tumeur ; les gaines y sont hypertrophiées.

La tumeur a le volume d'une noix ; longueur, 26 millimètres, largeur, 23 millimètres. La tumeur est recouverte par la gaine externe. La coupe transversale de la tumeur, au niveau du trou optique, a un diamètre de 13 millimètres dont 6 sont constitués par le nerf optique lui-même.

A la périphérie de la tumeur, l'acide osmique décèle un faisceau de fibres nerveuses dont il a été déjà question, et qui paraissent normales. Prolifération des éléments cellulaires du tissu conjonctif. Il est difficile d'affirmer qu'il y ait des fibres nerveuses atrophiées. On voit en quelques points une substance ressemblant à de la matière amyloïde avec des enveloppes à doubles contours, mais on ne peut certifier que telle est sa nature parce qu'elle ne réagit pas suffisamment à la teinture d'iode et à l'acide sulfurique. Sur une coupe faite en arrière, on voyait quelques tubes nerveux atrophiés à côté d'autres normaux. Nombreux globules sanguins et grains d'hématoïdine dus à des ruptures vasculaires.

La plus grande partie des éléments de la tumeur est constituée par des cellules fibro-plastiques à un ou plusieurs prolongements très longs s'entre-croisant de milles manières et formant des spirales. Ces cellules avec leurs prolongements ressemblent tout à fait à celles des autres cas de Leber. La tumeur est traversée par de nombreux vaisseaux larges et à parois minces.

Entre les éléments de la tumeur, on remarque de nombreuses gouttes fines et rondes d'une substance albumineuse et en quelques points de petites cavités visibles à l'œil nu remplies d'une substance finement granuleuse et coagulée.

Toutes ces analogies confirment notre hypothèse que nous avions affaire ici aussi à un myxo-sarcome.

Observation XV (Trad. inédite)

Holmes. — Knapp's Archiv. VII Band, Abth. 2, p. 308-310.

Myxo-fibrome du nerf optique.

Fille de 10 ans 1/2, en bonne santé apparente. Il y a 7 mois, début de protrusion de l'œil droit. Il y a 4 mois elle s'aperçut que cet œil était complètement aveugle. Dernièrement, elle a éprouvé des douleurs orbitaires et des étourdissements.

État actuel. — Protusion en avant de l'œil droit ; les paupières ne peuvent plus se rejoindre ; le globe est mobile dans toutes les directions. Le doigt enfoncé dans le sillon orbitaire ne sent pas avec certitude une tumeur. Pupille légèrement dilatée. Milieux réfringents très clairs. Papille grisâtre à contours diffus ; artères minces, veines tortueuses et dilatées. Œdème de la conjonctive et des paupières.

Opération. — Il fut facile de constater la présence d'une tumeur siégeant immédiatement derrière le globe, s'étendant sur toute la longueur du nerf jusqu'au trou optique. On enleva le globe avec la tumeur. Elle se laissa facilement détacher des tissus environnants. Elle arrivait en arrière, si près du trou optique et son aspect à ce niveau ressemblait si peu au tissu du nerf, qu'il était douteux que l'extirpation eut été complète.

Malgré une assez abondante suppuration, la guérison survint assez rapidement. Deux ans après, il n'y avait pas de récidive au dire des parents.

Examen de la tumeur. — La tumeur fut durcie dans l'alcool. Elle est ovoïde. Longueur : 30 millimètres ; largeur : 23 millimètres ; épaisseur : 17 millimètres. Entre elle et le globe se trouvait un bout du nerf optique long de 10 millimètres sur lequel, à l'œil nu, on ne trouvait qu'un élargissement considérable de l'espace intervaginal rempli de tissu fibreux mou. La tumeur est entourée d'une capsule fibreuse constituée par la gaine externe.

Une partie des fibres du nerf optique, sous forme de cordon compact, longeait la périphérie de la tumeur, immédiatement au-dessous de la gaine externe, dans toute la longueur ; le reste des fibres traversait la tumeur en forme d'éventail. Le milieu de la tumeur est partout mou et irrégulièrement fibreux ; la périphérie est un peu plus épaisse et striée longitudinalement. La gaine externe était d'épaisseur normale là où elle entourait le nerf, mais très amincie là où elle recouvrait la tumeur. La masse principale de la tumeur consistait en un réseau irrégulier de fibres longues et minces. En leurs points d'entre-croisement il y avait de petits éléments cellulaires. Il y avait entre les fibres des interstices transparents et réguliers. Les fibres nerveuses pénétraient par faisceaux dans la néoplasie. Ces faisceaux finissaient par se perdre dans la tumeur.

Observation XVI (Trad. inédite)

Schott. — Knapp's Archiv. VII Band Abth. I, p. 81-91.

Glio-sarcome du nerf optique.

Petite fille de 3 ans 1/2 bien portante. Depuis deux ans, protrusion de l'œil droit augmentant peu à peu sans douleur. La pupille de l'œil gauche présentant un aspect louche, le professeur Mauthner refusa l'opération craignant une tumeur cérébrale. Quelque temps après, ses craintes ne s'étant pas justifiées, il pratiqua l'opération.

Etat avant l'opération. — Le globe de l'œil droit proémine surtout en haut et en dedans. Tension du globe normale. Cornée intacte. La pupille ne réagit pas à la lumière. Milieu réfringent clair. Hypermétrophie notable. La papille n'est pas très blanche, mais ses bords sont diffus ; les artères et les veines sont larges sur la papille, tortueuses sur la rétine. La mobilité de l'œil est conservée. Amaurose complète. A la palpation, on sent une tumeur rétro-bulbaire et fort résistante. Pas de troubles cérébraux.

Diagnostic : Tumeur du nerf optique.

Opération. — On cherche à conserver le globe ; on extirpe donc la tumeur seule. Bientôt, suppuration et fièvre intense ; on est obligé d'enlever le globe pour permettre l'écoulement du pus. Mort le 7e jour après des convulsions, des vomissements et perte de connaissance.

Autopsie. — Méningite purulente. Tumeur cérébrale recouvrant la plus grande partie de la scissure de Sylvius et s'étendant jusqu'à environ 2 centimètres de la limite des lobes frontaux. Couleur blanchâtre. Elle avait envahi le chiasma et tout le nerf optique droit. Le gauche était repoussé en dehors par la tumeur. Le néoplasme s'insinuait par les deux trous obliques dans les deux orbites, mais surtout dans la droite.

La tumeur du nerf optique intra-orbitaire avait la forme d'un rein, longue de 28 millimètres, large de 20 millimètres et épaisse de 19 millimètres. Surface lisse, couleur gris rougeâtre, consistance dure et élastique. On voit à l'extrémité antérieure de la tumeur une portion du nerf optique longue de 5 millimètres et épaisse de 7 millimètres, courbée et épaissie dans sa gaine ; sa coupe paraît lisse et homogène. La coupe postérieure de la tumeur est de un centimètre. On y voit une substance tantôt dure, tantôt molle, gélatineuse et brillante rendue humide par un suc collant.

Les coupes pratiquées dans différentes directions montrèrent qu'on était en présence d'un gonflement du nerf optique proprement dit et d'une dégénérescence du tissu intervaginal.

A l'état frais, une coupe longitudinale passant par le nerf optique, montra la tumeur formée de deux parties séparées par une ligne parallèle à la surface : une couche périphérique constituée par la dégénérescence intervaginale, et une couche centrale, le nerf optique lui-même.

Sur une coupe transversale on remarque surtout la gaine externe épaissie, 1 à 2 millimètres, et l'espace intervaginal rempli d'une néo-formation molle, en couches concentriques et entourant la surface du nerf.

D'après l'examen microscopique, le professeur Schott fit de cette tumeur un glio-sarcome ayant pris son origine sur le nerf optique intra-orbitaire et gagné consécutivement le nerf optique intra-crânien.

Observation XVII (Trad. inédite)

Alt in Toronto. — Knapp's Archiv. VII, 1., p. 46-54, 1878.

Endothéliome du nerf optique.

Un ouvrier de 31 ans s'apercevait, il y a 6 ans, d'une proéminence plus forte de l'œil gauche et quelque temps après, de l'abaissement de la vue de cet œil.

Depuis 1 an, amaurose complète de l'œil gauche. Il y a 3 ans, après de très violents maux de tête dans la région sus-orbitaire, il devint subitement épileptique. Les accès, d'abord espacés, revinrent ensuite plusieurs fois par jour.

Etat actuel. — Œil gauche proéminent, directement en avant. Mouvements un peu limités dans tous les sens. Occlusion incomplète des paupières. On sent dans l'angle interne de l'orbite, une tumeur ronde suivant les mouvements du globe.

Atrophie complète de la papille, milieux réfringents clairs.

Diagnostic : Tumeur du nerf optique.

Opération. — L'opération est conduite de façon à conserver le globe oculaire.

La tumeur commence près de la sclérotique, et va jusqu'au trou optique. Hémorrhagie abondante. Bientôt survinrent de très fortes douleurs dans le globe devenu très dur. Enucléation nécessaire.

Disparition des douleurs. Dans les trois mois suivants, il n'eut que 3 attaques épileptiques.

Examen microscopique. — La tumeur est formée d'un feutrage de tissu conjonctif limitant des alvéoles remplis de nombreuses cellules. Ces cellules étaient tassées concentriquement; elles paraissaient fusiformes dans certains alvéoles, quelques-unes étaient remplies de substance colloïde. A un fort grossissement, on vit des cellules ayant une forme de membrane contenant, pour la plupart, un noyau, quelques-unes, plusieurs; toutes avaient des contours diffus, quelques-unes avaient de fins prolongements.

La gaine externe était perforée par le néoplasme qui s'étendait au tissu de l'orbite et au droit interne. Le nerf optique, vers le fond de la pyramide orbitaire, sur une étendue de 23 millimètres, était complètement dissous dans la tumeur. Ce n'est qu'à une distance de 9 millimètres de la sclérotique qu'on put retrouver des fibres nerveuses, mais en dégénérescence graisseuse. En dehors de la masse de la tumeur, entre celle-ci et l'œil, le nerf était fort mince, mais les gaines étaient très hypertrophiées. Cette hypertrophie du tissu conjonctif et la destruction des fibres nerveuses étaient surtout remarquables dans la région de la lamina-cribrosa. Près de l'entrée du nerf optique dans le globe, on trouva encore quelques foyers de cellules dispersées dans l'espace subvaginal.

On diagnostiqua : un endothéliome.

Observation XVIII

V. Græfe. — Arch. f. op. th. XII, 2, p. 100-114.

Gliome du nerf optique.

Petite fille de 6 ans. A 3 ans, elle eut une maladie accompagnée de fièvre de 15 jours environ avec de violents maux de tête. Cette maladie s'était déclarée 4 semaines après une chute sur la tête. Quelques mois plus tard, strabisme. Depuis 2 ans, exophtalmie croissante de l'œil gauche. Forte protrusion du globe dans l'axe du nerf optique. Mobilité limitée dans tous les sens. Pendant le sommeil chloroformique, le doigt enfoncé dans l'orbite sent le nerf optique entrant dans le bout antérieur de la tumeur. L'œil distingue à peine la lumière de l'obscurité. Névro-rétinite; gonflement de la papille, vaisseaux tortueux. L'œil droit est absolument normal.

Opération. — Enucléation et extirpation de la tumeur. Suppuration abondante. Mort par méningite au bout de 13 jours.

A l'autopsie, outre la méningite purulente, on trouva le chiasma et les deux nerfs optiques intracrâniens perdus dans une grosse tumeur se prolongeant jusqu'au corps strié.

Virchow désigna la tumeur de l'orbite sous le nom de gliome provenant du nerf optique; les tumeurs du cerveau, sous le nom glio-sarcome. Elles étaient formées principalement par des cellules rondes de diverses grandeurs. La substance intercellulaire est finement granulée à l'état frais et devient rétiforme par l'emploi de l'acide chromique. Il y avait encore de très longs prolongements fibrillaires et des vaisseaux larges avec des parois assez épaisses.

Observation XIX (Résumée)

Dusaussay. — Bulletins de la Société anatomique, t. XX, 1875.

Sarcome angiolithique du nerf optique.

V... (Louis), 50 ans, charretier, est entré le 13 février 1874 dans le service de M. le professeur Richet, salle Ste-Marthe, n° 33.

Bonne santé habituelle. Il y a 18 ans, à la suite de l'extraction d'une molaire, il s'aperçut tout d'un coup qu'il ne voyait pas

L'opération est conduite de manière à conserver le globe si c'est possible. On coupe le nerf optique à son entrée dans l'œil. On voit alors que le nerf augmenté de volume présente une courbure avant de se confondre avec la tumeur. Devant la difficulté qu'il y avait à couper la tumeur au fond de l'orbite, on pratiqua l'énucléation. Le doigt porté dans le tissu optique sent encore un peu de tissu mou, comme celui de la tumeur. Après une suppuration assez longue, la malade guérit et rentra chez elle.

Examen de la tumeur. — La tumeur avait à l'état frais, malgré l'écoulement de masses myxomateuses pendant l'opération, la grosseur d'un grand œuf de pigeon. De couleur gris rougeâtre, molle en arrière, plus dure en avant. Durcissement dans la liqueur de Muller. Voici ce que l'on constata : Immédiatement derrière le globe, on trouve à la place du nerf optique, une tumeur augmentant graduellement de volume. Cette tumeur présente des points plus ou moins rétrécis ; elle est fortement contournée. Sa longueur mesure 40 millimètres et 55 millimètres en tenant compte des courbures. Son diamètre en avant est de 9 millimètres, et en arrière, son diamètre vertical est de 25 millimètres, le transversal de 20 millimètres. La tumeur est entourée partout de sa gaine externe peu adhérente. Il est facile de reconnaître par diverses coupes que la tumeur est constituée surtout par le gonflement du nerf. En avant et en arrière, on peut encore reconnaître le nerf, mais au milieu, on ne voit que la gaine externe recouvrant un tissu myxomateux. Sur une coupe passant par la papille, on voit que celle-ci dépasse la surface de la rétine transversalement de 1/3 de millimètre et verticalement de 1 millimètre.

Examen microscopique. — 1° Préparation à l'état frais d'un petit fragment du tissu mou de la tumeur : Teinture au carmin. On y voit ce qui suit : Des cellules longues pour la plupart avec de longs prolongements et sans ramifications. Ces cellules sont fusiformes avec un noyau rond ou ovoïde. Quelques-unes de ces cellules isolées pouvaient presque être vues à l'œil nu ; à la loupe, on les voyait assez bien. Elles avaient l'aspect de filaments très minces et une longueur d'au moins 1 millimètre. On voyait aussi des cellules étoilées; enfin, d'autres cellules rondes ou polygonales plus rares que les précédentes. Elles se teignaient très bien par le carmin. L'acide acétique fit gonfler les prolongements. Les prolongements des cellules fusiformes étaient fréquemment contournés en spirales; d'autres paraissaient épaissis en forme de massue ou parsemés de renflements fusiformes ou variqueux.

2° Préparation d'une coupe faite à 15 millimètres derrière le globe et teinte au carmin. On y voit ce qui suit : Un réseau de fines fibres entrelacées, ramifiées et se dirigeant dans tous les sens. Ces fibres sont riches en noyaux autour d'elles, on voit un réseau plus épais de tissu conjonctif trabéculaire. Sur des préparations teintes à l'hématoxyline, on voit aussi des cellules fusiformes et étoilées, comme celles décrites précédemment qui paraissent former tout le tissu.

On ne voit pas de fibres nerveuses normales et on n'est même pas sûr d'y trouver des fibres nerveuses atrophiées. On trouve bien par-ci par-là de fines fibrilles avec des varicosités, mais elles offrent, quant à leur couleur et leur nature, tant de ressemblance avec les longs prolongements des cellules décrites plus haut qu'on ne peut pas les prendre pour des fibres nerveuses atrophiées.

Le même aspect se retrouve sur des préparations prises au centre de la tumeur.

Les trabécules du tissu conjonctif interfasciculaire du nerf optique ne sont pas beaucoup plus larges que dans les nerfs normaux; mais les fibres nerveuses elles-mêmes sont plus épaisses et ressemblent dans les préparations à des fibres-cellules très longues. Il est probable qu'il faut rattacher aussi l'augmentation de volume du nerf à l'hyperplasie de la névroglie.

Observation XXI (Trad. inédite)

Leber. — Arch. f. opht. 1879, XXV, Abth., 195-207.

Myxo-sarcome du nerf optique.

Louise Thielebeule, 4 ans 1/2. Convulsions à 1 an 1/2. En 1876, légère saillie de l'œil gauche. Un mois après, strabisme et exophtalmie croissante. Pas de douleurs. Le 5 août 1876, examen de l'enfant : forte exophtalmie à gauche ; œil porté en haut ; mouvement en bas surtout limité ; assez mobile dans les autres directions. A l'ophtalmoscope, à gauche, atrophie de la papille consécutive à une névrite optique. Bientôt aggravation de tous ses symptômes. Puis survient une kérato-conjonctivite. Amaurose complète. Par la palpation, on sent facilement une tumeur rétro-bulbaire ; en pressant sur elle, on peut déplacer le globe. Quant à l'œil droit, en raison de l'âge du malade, il est difficile de dire s'il a son acuité visuelle normale. A l'ophtalmoscope on trouve la papille droite un peu agrandie et un peu blanche.

Diagnostic : tumeur du nerf optique gauche.

Opération. — On enlève la tumeur et l'œil bien qu'on eût pu facilement conserver le globe. La section fut faite tout près du trou optique mais l'extirpation fut incomplète parce que la tumeur se prolongeait au delà de l'orifice dans le crâne. Au moment de la section une partie molle de la tumeur s'écoula. Hémorrhagie assez forte. Suppuration abondante ; gangrène des paupières. Neuf jours après, mort avec symptômes de méningite.

Autopsie. — En enlevant le cerveau, on voit une tumeur pénétrant dans l'orbite gauche par le trou optique qui a 7 millimètres de diamètre. Parois orbitaires amincies. Infiltration purulente à la base du cerveau. Chiasma très épais, dur. Les bandelettes optiques paraissent normales. Le nerf optique droit est peu altéré dans le crâne, mais dans l'orbite il présente deux renflements, l'un de 12 millimètres, l'autre de 9 millimètres. Ces gonflements paraissent formés par le nerf optique lui-même; la gaine se laisse facilement détacher. Du côté gauche, côté opéré, le nerf s'épaissit au sortir du chiasma et pénètre dans une tumeur de la grosseur d'une noix qui était la continuation de celle de l'orbite. La tumeur parait formée à ce niveau de plusieurs petits lobules dont quelques-uns sont kystiques. Dureté considérable de l'épendyme gonflé et des couches optiques.

La tumeur enlevée ressemble beaucoup à celle du cas précédent : volume d'une petite poire. Elle est entourée de la gaine externe épaissie de 1/2 millimètre, qui passe sans interruption dans la sclérotique et n'adhère que faiblement à la tumeur. L'espace intervaginal est rempli par la masse de la tumeur. En avant, le nerf optique participe peu à la formation de la tumeur, mais en arrière il a un diamètre de 5 à 7 millimètres. En avant, on distinguait parfaitement le nerf optique entouré de sa gaine interne paraissant intacte, mais en arrière, on ne voit plus que la masse de la tumeur entourée de la gaine externe; le nerf optique y est fondu.

Des coupes faites sur les nodosités du nerf optique droit montrent que le nerf, quoique épaissi, participe peu à la formation de la tumeur constituée surtout par le tissu de l'espace intervaginal.

L'examen microscopique de ces tumeurs fait par le professeur Leber démontra qu'on avait affaire à un myxo-sarcome originaire de la gaine interne, des trabécules de l'espace intervaginal et du tissu conjonctif interfasciculaire du nerf optique. On y retrouve à peu près les mêmes éléments que dans le cas précédent de Leber.

Dans la partie de la tumeur comprise dans l'espace intervaginal, à part des fibres-cellules plus ou moins allongées, on trouve une grande quantité de trabécules brillantes fusiformes et gonflées. Ces trabécules présentent une grande résistance aux réactifs et ne prennent que difficilement la coloration du carmin et de l'aniline. Pas de réaction amyloïde de l'iode. On voit sur les préparations que ces trabécules sont formées par des dépôts de substance vitrée dans les prolongements des cellules. En effet, ces prolongements sont gonflés par ces dépôts ; tantôt ils se terminent en massue ; tantôt ces dépôts forment des tubérosités moniliformes sur leurs parcours. Ces prolongements sont souvent transformés dans toute leur longueur en cylindres étranglés en certains endroits. Ces cylindres ou masses fusiformes sont très réfringents.

Dans la tumeur gauche, on ne trouve nulle part de fibres nerveuses ni normales ni atrophiées.

Dans la tumeur droite le carmin et le chlorure d'or montrent que la plupart des fibres nerveuses sont atrophiées. La plupart des faisceaux fibreux ne réagissent nullement au chlorure d'or.

Dans une préparation de la petite tumeur du nerf optique droit on voit un léger épaississement de la gaine interne, une hyperplasie du tissu intervaginal sans ces trabécules brillantes décrites plus haut. Beaucoup de fibres nerveuses étaient encore normales mais quelques-unes atrophiées.

Observation XXII (Trad. inédite)

Forster.— Arch. f. opht., XXIV, 2, p. 103, 1878.

Tumeur fibro-nucléaire du nerf optique.

Les parents disent avoir observé chez leur fils, âgé en juillet 1876 de 15 mois, depuis l'automne 1875, strabisme et exophtalmie de l'œil droit qui alla en croissant. Bonne santé apparente.

Etat actuel. — Le globe de l'œil droit déborde de 12 millimètres celui de gauche. La paupière supérieure recouvre la moitié de la cornée. Chémosis. Ulcère de la moitié inférieure de la cornée. Pupille moyenne à réaction paresseuse. Tension oculaire augmentée. Mobilité limitée surtout en bas et en dedans, moins en dehors et en bas. A la palpation, on suit une tumeur rétrobulbaire dans la direction du nerf optique.

A l'ophtalmoscope : Papille légèrement trouble et gonflée à contours effacés, veines dilatées, artères normales. Veines de la rétine gorgées de sang. A la périphérie elles sont entourées de rubans blancs très minces. Rétine trouble. Amaurose.

Engorgement des ganglions cervicaux à gauche.

Opération.—Exentération de l'orbite en enlevant le périoste. Guérison rapide. 1 an 1/2 après, pas de récidive.

Examen de la tumeur. — Tumeur de la grosseur d'une noix allant jusqu'au trou optique et adhérant à la partie postérieure de la sclérotique sur une étendue de 1 millimètre 1/2. Elle comprend donc toute la longueur du nerf optique.

La tumeur un peu bosselée à sa surface est complètement isolée dans une capsule fibreuse. Le nerf optique se trouve compris au milieu de la tumeur. Dans un trajet de trois millimètres, on le voit bien entouré de ses gaines qui se séparent nettement de la tumeur environnante, mais plus loin les gaines se confondent avec la tumeur. Le nerf lui-même s'élargit au milieu de la tumeur et on peut le suivre dans un trajet de 11 millimètres, mais plus loin il se perd; cependant à sa sortie de la tumeur, près du trou optique, le nerf paraît normal.

Au microscope, on trouve dans la tumeur diverses cellules : des rondes, des fusiformes, des étoilées munies de noyaux de formes variées et de longs prolongements contournés en spirales. On trouve aussi des cellules d'apparence homogène et des nodosités sur les prolongements. Ces cellules sont intimement mêlées à de très longues fibrilles à contours simples; ces fibrilles sont entrelacées ou rangées en faisceaux.

Observation XVIII (Trad. inédite)

Gruning. — Knapp's Archiv., VI, I, p. 35, 1877.

Myxome du nerf optique.

Femme de 34 ans, de bonne santé apparente. Chute dans l'escalier, il y a 14 ans, blessure à la partie gauche de la tête. Deux ans après cette chute, elle remarqua, par hasard, que son œil gauche avait presque perdu la vue. Quatre ans plus tard, légère exophtalmie qui ne fit qu'augmenter. La vue se perdit complètement et il survint une douleur, légère d'abord, mais très forte quelque temps après.

Etat actuel. — Exophtalmie de l'œil gauche dans la direction de l'axe du nerf optique. Mobilité parfaite. Abaissement des paupières encore possible. A la palpation, on sent derrière le globe, une tumeur molle et mobile. Les milieux réfringents clairs. Papille blanche et brillante, atrophiée et excavée. Artères de la rétine minces, veines moyennes.

Diagnostic : tumeur bénigne du nerf optique.

Opération. — Extirpation de la tumeur en plusieurs morceaux en conservant le globe. On coupe le nerf optique directement derrière l'œil. Hémorrhagie abondante qui s'arrêta spontanément.

Examen de la tumeur. — Tumeur de la grosseur d'une noisette de consistance molle et élastique occupant la partie antérieure du nerf optique. Cette tumeur fut considérée comme un myxome véritable. Le nerf optique était absolument dissous dans son épaisseur.

Guérison rapide. Les douleurs violentes ne reparurent plus. Sortie de la malade au bout de 15 jours. Nulle récidive du mois d'octobre 1875 à juin 1876. Santé, bonne.

En 1887, la malade vit encore, son œil est conservé et ne

paraît pas atrophié extérieurement. (*Communication du professeur* KNAPP.)

OBSERVATION XXIV (TRAD. INÉDITE)

Brayley. — Opht. Hosp. Reports, vol. IX., Part, II, Décembre 1877, p. 123-223

Tumeur fibreuse du nerf optique.

Une femme de 62 ans s'aperçut, il y a deux ans, d'une proéminence plus grande de son œil gauche qu'elle attribua à un coup qu'elle reçut, il y a six mois, sur l'œil. Peu de douleurs. Depuis 12 mois, amaurose complète de cet œil.

Etat actuel. — Mobilité limitée dans toutes les directions. A la palpation, on sent une tumeur derrière le globe oculaire. Papille gonflée, veines dilatées et tortueuses.

Opération. — Enucléation et extirpation de la tumeur aussi complètement que possible. Forte hémorrhagie.

Deux mois après l'opération, la malade sortait de l'hôpital se plaignant de douleurs au-dessus de l'orbite gauche. On soupçonna une récidive, car la cavité orbitaire s'était de nouveau remplie.

Examen de la tumeur. — Le néoplasme allant jusqu'au trou optique (car l'extirpation avait été incomplète) est surtout constitué par l'épaississement du nerf optique lui-même et aussi un peu par l'épaississement de la gaine interne et du tissu de l'espace intervaginal. La gaine externe recouvre la tumeur. Elle est épaissie de 16 à 33 millimètres.

En passant du tronc du nerf optique sur la tumeur, les fibres du tissu intervaginal se gonflent, sont tortueuses, et présentent sur les coupes une apparence sphérique sans structure, et sont munies à leur périphérie de nombreux petits noyaux.

Cet aspect de substance hyaline se perd sur la tumeur où l'on voit un treillis fibrillaire assez lâche. Au niveau de la gaine interne, on voit une zone formée par des fibres concentriques ; dans cette zone, on trouve un treillis à larges mailles formé de fibres à noyaux aux dépens du tissu interfasciculaire du nerf optique. La tumeur, surtout au niveau de la gaine interne, est très vasculaire.

Les fibres nerveuses dans la tumeur sont complètement atrophiées ; dans le nerf optique, entre l'œil et la tumeur, là où il est aminci, les fibres nerveuses sont normales et encore visibles sur un côté de la périphérie, tandis que sur l'autre côté, elles sont remplacées par une masse jaunâtre et granuleuse ; en d'autres points, surtout au centre, on ne voit que leur place vide.

Observation XXV (Trad. inédite)

Christensen. -- Aus Nagel's Jahresbericht, 1875, p. 386.

Tumeur du nerf optique (sans qualificatif).

Chez une jeune fille de 21 ans, il se déclara un strabisme externe et un ptosis accompagnés de maux de tête. Plus tard, exophtalmie et immobilité de l'œil droit. Amaurose complète. Vaisseaux de la rétine aminois, papille gonflée. On fit l'énucléation du globe oculaire et l'extirpation de la tumeur. Le nerf optique parut très épaissi, on le coupa tout près du trou optique. La tumeur avait 23 millimètres de long sur 18 millimètres d'épaisseur.

L'examen microscopique démontra l'hyperplasie du tissu conjonctif à la surface extérieure de la gaine interne et occupant tout l'espace intervaginal.

Observation XXVI (Trad. inédite)

Steffan. — Augenheilanstalt, 1873, 71, p. 33-36 Francfort, a M.

Fibro-sarcome du nerf optique.

Femme de 30 ans. Bonne santé apparente ; se présenta le 15 juin 1873 parce qu'elle était incommodée de l'œil gauche

Champ visuel, normal. Traitement sans résultat. Le 30 août il n'y avait plus qu'une perception quantitative de lumière. Le 1er octobre, amaurose complète. L'ophtalmoscope montra d'abord une neuro-rétinite, et plus tard une papille blanche à bords diffus. Exophtalmie passagère, chémosis, léger gonflement des paupières. Quelques maux de tête ; vomissements et étourdissements. Fin octobre, iritis et trouble du corps vitré. Globe dur, cornée trouble. Forte névralgie ciliaire qui décida la malade à se laisser opérer.

Etat actuel. — 14 novembre. Glaucome consécutif de l'œil gauche. L'examen à l'ophtalmoscope est impossible à cause du trouble des milieux réfringents. Ni exophtalmie ni gêne de la motilité.

On diagnostiqua une lésion primitive du nerf optique, mais on ne dit pas si c'était une tumeur.

Opération. — Enucléation et extirpation d'un morceau long de 10 millimètres du nerf optique.

Examen. — Globe de grandeur naturelle. Gonflement de la papille de 1 millimètre et quelques hémorrhagies. Papille très blanche, proéminente, vaisseaux très dilatés.

On voit sur une coupe longitudinale que le nerf optique a subi un épaississement de 2 millimètres. Cette augmentation d'épaisseur provenait de dépôts d'une substance homogène et transparente formés entre le nerf optique et sa gaine externe. Cette substance était formée de faisceaux fibreux entrelacés avec de petites cellules rondes ou fusiformes sans délimitation très nette avec le nerf optique et se prolongeant encore dans le bout coupé du nerf.

Le nerf optique était blanchâtre et ne présentait qu'une faible dégénérescence graisseuse.

Guérison normale. Quinze mois plus tard, pas de récidive. Santé bonne.

Observation XXVII (Trad. inédite)

Perls und R. Loch. — Arch. f. opht., XIX, 2, p. 287, 1873.

Névrome vrai du nerf optique.

Une fillette de 9 ans, d'une famille saine. n'ayant jamais eu de maladie grave, reçut, il y a 2 ans, un coup d'un balancier de pompe en fer sur l'œil gauche. Grandes douleurs et gonflement des paupières. Cette affection passa et quelques semaines plus tard, l'accident n'avait pas laissé de traces. Trois mois après, léger strabisme interne de l'œil droit. Les mois suivants, le strabisme augmenta, en même temps que l'exophtalmie se montrait. On ne dit pas s'il y avait diplopie. Pas de douleurs, ni photopsie. État général, bon.

État actuel — Proéminence du globe oculaire gauche, en bas et en dedans. Mobilité de l'œil limitée surtout vers le haut. L'œil n'était pas douloureux et ne se laissait que peu enfoncer dans l'orbite par la pression. Par la palpation, on trouve au-dessus de la paupière supérieure une tumeur de surface arrondie et de consistance élastique. L'iris ne réagit pas à la lumière. Amaurose absolue ; on ne peut être fixé sur l'époque du début.

A l'ophtalmoscope, on voit la papille terne et gonflée, les veines très tortueuses, les artères presque invisibles.

Diagnostic : tumeur orbitaire comprise dans l'entonnoir des muscles et probablement attachée au nerf optique.

Opération. — Enucléation et extirpation de la tumeur. Le nerf optique est coupé tout près de son entrée dans le néoplasme. Hémorrhagie considérable.

Examen de la tumeur. — Tumeur ovoïde, 35 millimètres de long et 24 millimètres d'épaisseur. La tumeur présente son extrémité la plus grosse, en avant, la plus mince, en arrière. Elle est recouverte de la gaine externe. Elle est encore recouverte d'une couche fine de tissu conjonctif. Sur une coupe longitudinale passant par l'entrée du nerf optique, on voit la papille gonflée et le nerf optique s'élargir peu à peu dans la tumeur et y disparaître complètement. Déjà à 4 millimètres derrière la lamina cribrosa, le nerf optique s'est épaissi de 1 millimètre 1/2 à 7 millimètres; plus loin, dans l'espace de 2 millimètres, on le distingue encore facilement du reste de la tumeur qui paraît grossièrement granulée.

Au microscope, on voit que la tumeur consiste presque exclusivement en éléments nerveux, c'est donc un névrome véritable. On trouve partout, au milieu des fibres nerveuses à myéline ou sans myéline (le bout postérieur du nerf optique était complètement sans myéline) de nombreuses cellules de formes diverses, rondes, fusiformes ou étoilées, même des tissus formés de cellules ganglionnaires. Les fibres nerveuses doivent, pour la plupart, provenir des prolongements de ces cellules.

Guérison après suppuration assez abondante, 5 mois après l'opération nulle trace de récidive. Bon état général.

OBSERVATION XXVIII (TRAD. INÉDITE)

Leber et Vossius. — Arch. f. opth., Berlin, 1882, XXVIII, 3 Abth. 33-283.

Myxo-sarcome du nerf optique.

Walther Röhrborn, âgé de 2 ans 1/2, de Celle, fut amené à la clinique des yeux de Gœttingue, le 26 juin 1879. Deux jours après la naissance, légère conjonctivite purulente qui dure 8 jours. Consécutivement quelque chose de singulier dans l'œil gauche et léger strabisme. A 1 an 1/2, début de l'exophtalmie, à gauche. Les parents l'attribuent à une chute faite quelques jours auparavant. Progrès rapide de l'exophtalmie. Une des sœurs du malade a plusieurs nœvus sur différents points du corps. La vue fut conservée pendant les premiers temps de l'exophtalmie.

Etat actuel. — 30 juin 1879. Œil droit normal. Œil gauche, examen ophtalmoscopique : papille gonflée, proéminente, bords à pic, couleur blanchâtre, artères et veines tortueuses et dilatées ; pas d'exsudats ni hémorrhagies de la rétine.

Exophtalmie considérable. L'œil était porté en avant et un peu en dehors et en haut. Mobilité du bulbe, à peu près normale. Pupilles d'égale grandeur. Conservation du réflexe accommodateur. Le réflexe lumineux est nul. Le doigt sentait vaguement une tumeur dans l'angle inféro-interne de l'orbite. L'œil ne pouvait être repoussé en arrière ; amaurose absolue.

D'après cet examen, on posa le diagnostic de tumeur rétrobulbaire, peut-être du nerf optique.

Opération, le 30 juin 1879. — Après l'élargissement de la fente palpébrale, on fit la ténotomie du droit externe dans l'intention de conserver le bulbe. On put voir que la tumeur était adhérente au nerf optique. Le nerf fut coupé près du bulbe en un point où il n'était pas englobé par la tumeur. Au niveau de la section du nerf, on vit à l'œil nu qu'il était dégénéré, et comme on y trouva, au microscope, des éléments de tumeur, on enleva l'œil immédiatement. Après avoir enlevé d'un seul morceau une grande partie de la tumeur, on en enleva successivements trois petits morceaux. Le dernier enlevé tout près du nerf optique ne présenta, à un examen microscopique provisoire, qu'une dégénérescence du tissu intervaginal, mais sans infiltration d'aucun élément de la tumeur.

Les jours suivants, il y eut de la fièvre. Les paupières étaient gonflées. Le salicylate de soude, administré le 4e jour, abaissa la température jusqu'au 12e jour. A ce moment, abcès de la paupière inférieure et nouvelle fièvre qui tomba après l'incision. (Le drainage ne fut pratiqué qu'après le début de la suppuration.) Guérison. Sortie du malade, le 4 août. Celui-ci fut revu 3 ans après l'opération. Pas de récidive. Œil droit, normal. La rétraction de la cicatrice orbitaire empêcha de placer un œil artificiel.

Examen de la tumeur. — 1° Examen à l'œil nu. Sur une coupe transversale, on voit que la tumeur est formée de deux parties : une presque centrale arrondie, l'autre périphérique. La première semblait être le nerf optique, la seconde l'espace intervaginal occupé par la tumeur. Les deux zones de la coupe paraissaient transparentes gris jaunâtre et gélatineuses. Une section transversale des autres petits fragments montra une coupe du nerf optique très aminci d'aspect gélatineux et transparent.

2° *Examen microscopique.* — Fibrilles de tissu conjonctif entre-croisées et entre elles, une substance granuleuse comme dans les nerfs atrophiés. La même structure existait au centre et à la périphérie de la tumeur principale. Partout on voyait surtout des fibres-cellules fort longues et souvent contournées en spirale comme dans les 3 cas de Leber. Les fibres avaient une teinte plus vive que les noyaux qui restaient plus foncés. Elles se laissaient déchirer facilement en employant une solution de sel ordinaire à 3/4 0/0.

Pour bien définir ces prolongements cellulaires et voir s'ils ne constituaient pas des fibrilles de tissu conjonctif de nouvelle formation, le professeur Leber les fit traiter par l'acide acétique. On vit ce qui suit : Ces prolongements devinrent très pâles, mais ne se gonflèrent pas ; leur décoloration fut plus lente que celle des fibrilles conjonctives ; bientôt cependant elles devinrent à peine visibles. A la fin, on ne vit plus que les fibres conjonctives. Il n'est pas question de coagulation de mucine. L'acide azotique, même concentré, ne modifia que très peu les cellules.

En chauffant des morceaux de la tumeur contenant de belles

fibres-cellules, jusqu'à 70° (Réaumur) dans une solution de NaCl à 3/4 0/0, on ne voit pas de trace de rétraction.

Après ébullition dans l'eau distillée pendant plus d'une heure, les cellules s'étaient très bien conservées sans signes de dissolution; le tissu fondamental paraissait grisâtre, tendre et finement granuleux. Les cellules se séparaient sans difficulté, n'étaient point ratatinées; elles avaient, en somme, une apparence moins belle et plus de rigidité. Les prolongements des cellules n'étaient certainement pas formés de substance colloïde.

Un morceau des petites tumeurs extirpées après la grande fut placé dans une solution d'acide osmique à 1/2 0/0; une autre parcelle dans de l'alcool dilué au 1/3; la grande tumeur, dans la liqueur de Muller.

Sur la tumeur traitée par l'acide osmique, on trouva quelques tubes nerveux très variqueux, assez épais et contenant de la myéline. Il fut impossible de démontrer une communication de ces fibres avec les prolongements cellulaires.

La grande tumeur présentait la forme d'un « cornet de postillon ». La portion du nerf optique rattachée à la tumeur allait en augmentant de volume en s'approchant de celle-ci; avant d'y pénétrer, il formait un 1/2 tour de spirale; il était augmenté de longueur. Sur la coupe transversale dont nous avons parlé tout à l'heure, le nerf était bien séparé de la masse de la tumeur par sa gaine interne épaissie. La tumeur elle-même était recouverte de la gaine externe également épaissie. Le nerf était très augmenté de volume dans l'intérieur de la tumeur dont il constituait, à lui seul, la plus grande épaisseur.

Sur une coupe longitudinale verticale, le nerf optique conservait une apparence striée dans la moitié antérieure de la tumeur; plus loin, il avait un aspect vitreux et granuleux; sur des coupes longitudinales faites sur la partie de la tumeur située entre les gaines, on voyait des fibres entrelacées de différentes épaisseurs, au milieu d'une substance principale finement granuleuse; pas de fibres nerveuses; nombreux vaisseaux capillaires.

Au milieu de ces faisceaux de fibres, quelques grands foyers gélatineux se colorant peu par l'hématoxyline et le carmin.

Sur des coupes longitudinales, à travers la partie antérieure du nerf optique, on trouve un entrelacement de fibres analogue à celui observé dans la partie intra-vaginale, de larges faisceaux de tissu conjonctif, riches en noyaux et, de plus des fibres nerveuses contenant de la myéline. Ces fibres séparées par d'assez grands espaces étaient rares, longues et variqueuses. Sur la partie postérieure du nerf optique, on voit aussi des fibres entrelacées, quelques tubes nerveux, mais encore de nombreux foyers de substance myxomateuse.

Sur des coupes faites au niveau du néoplasme intravaginal, ce qui frappe le plus, ce sont de longues fibres provenant pour la p[illegible]part de grandes cellules fusiformes dont elles constituent les prolongements. Ces prolongements très longs, dépassant plusieurs fois le champ du microscope, sont en plusieurs points contournés en spirale. En différents points de ces prolongements, on voit des varicosités remplies d'une substance brillante, coagulée se teignant facilement par l'hématoxyline et le carmin. Au centre de la cellule elle-même se trouve un renflement fusiforme rempli de protoplasma granuleux au milieu duquel se trouvent le ou les noyaux.

Le protoplasma se colore moins fortement que les masses brillantes précédemment indiquées par les réactifs. De même, ces masses brillantes ne présentent pas la réaction amyloïde de l'iode, tandis que les prolongements eux-mêmes deviennent plus pâles par ce réactif.

Outre ces longues fibres, on trouve beaucoup de petites cellules rondes avec ou sans prolongement, environnant de petits foyers myxomateux.

On voit encore des fibrilles de tissu conjonctif, des fibres élastiques, de nombreux capillaires et, au niveau du nerf, des tubes nerveux à myéline. Les fibrilles de tissu conjonctif se gonflent par l'acide acétique, tandis que les longs prolongements cellulaires ne subissent que très peu l'influence de ce réactif. Même résultat à peu près pour la tumeur durcie dans la liqueur de Muller. L'auteur appuie sur ce fait que les masses brillantes trouvées dans les varicosités des prolongements cellulaires ne prenaient point la couleur foncée de la myéline des nerfs par l'acide osmique.

Le globe oculaire n'avait pas changé de forme. Le diamètre du nerf optique à son entrée dans la sclérotique était réduit à 2 millimètres 1/2. L'extrémité oculaire de l'espace intravaginal était infiltrée jusque dans la sclérotique même de substance néoplasique. Gonflement de la papille plus prononcé en dedans qu'en dehors. Au microscope, on vit aussi que la partie intra-scléroticale du nerf, avant son entrée dans la lamina cribrosa, était atrophiée. Pas de différence entre les coupes faites dans la papille sans myéline et les coupes faites dans la partie du nerf optique située devant la lamina cribrosa qui contient ordinairement de la myéline. Cette coupe était transparente et riche en noyaux.

Il résultait de cet examen microscopique que la tumeur était un myxo-sarcome, constituée surtout par de grandes cellules fusiformes à longs prolongements, pas de petites cellulés rondes ou ovalaires avec ou sans prolongements et par-ci par-là quelques foyers myxomateux.

Observation XXIX (Trad. inédite)

Leber et Vossius. — Arch. f. opht., Berlin, 1882, XXVIII, 3 Abth., 33-283.

Myxo-sarcome du nerf optique.

Jeune garçon de 8 ans, examiné pour la première fois le 25 août 1879. De très bonne constitution. Il avait une exophtalmie de l'œil gauche qui, disait-on, datait d'une coqueluche de l'année passée. Amaurose absolue de cet œil. L'ophtalmoscope dénotait une atrophie simple et blanche du nerf optique sans traces de névrite ancienne. Le diagnostic probable fut : tumeur du nerf optique. L'enfant se présenta de nouveau le 23 juin 1881 pour une inflammation des paupières. L'exophtalmie avait considérablement augmenté. Le doigt sentait parfaitement une tumeur en arrière et en bas du globe. La mobilité était difficile en haut et en bas.

Le 14 juillet, extirpation de la tumeur et énucléation. La tumeur se prolongeait jusqu'au trou optique où elle fut coupée ; l'extirpation peut donc n'avoir pas été complète car la tumeur pouvait se prolonger dans le nerf optique intracrânien.

Guérison rapide de l'opération. Neuf mois après il n'y avait pas de récidive.

Examen de la tumeur. — Conservée dans la liqueur de Muller pendant quatre mois, puis quelques jours dans l'alcool dilué au tiers. Le nerf optique était épaissi en général. Son calibre augmentait dans un espace de deux centimètres avant sa pénétration dans la tumeur. Dans ce trajet, il était contourné comme dans le cas précédent. La tumeur était piriforme, recouverte par la gaine durale amincie. Une coupe pratiquée sur la partie antérieure de la tumeur laissait reconnaître le nerf optique entouré de sa gaine interne, mais on ne le trouvait pas sur une coupe postérieure, près du trou optique. Le nerf n'était pas tout à fait au centre de la tumeur. La tumeur avait trente-deux millimètres de long et quarante-deux avec le nerf optique. Hauteur maxima 22^{mm}, largeur 27^{mm}, au milieu de la tumeur. En arrière, 24^{mm} de large sur 18^{mm} de haut. En avant, 6^{mm} de large sur 4^{mm} 1/2 de haut.

Sur une coupe longitudinale on voit, au milieu de la tumeur, le nerf optique gonflé en forme de fuseau et formant le centre de la tumeur. Le plus grand diamètre du nerf était de 9^{mm} au centre, tandis qu'en arrière il n'était que de 5^{mm}. Des deux côtés du nerf on voyait la gaine interne épaissie tandis que la partie principale de la tumeur se trouvait dans l'espace intravaginal. Autour de la tumeur étaient plusieurs foyers hémorrhagiques. On voyait dans le noyau de la tumeur formé par le nerf optique de nombreux points transparents vitreux, myxomateux. Ces points étaient peu volumineux dans l'espace intravaginal. Sur la coupe longitudinale, la partie antérieure du nerf optique avait encore son aspect strié, puis les lignes se divisaient vers le milieu en éventail et devenaient insensibles dans la partie postérieure.

Nous serons bref sur la description microscopique de ce cas, car il ressemble beaucoup au précédent. Ici, encore, on trouve ces grandes cellules avec leurs longs prolongements, d'autres petites cellules et des dépôts myxomateux. Il est certains points qui sont particuliers. Ainsi, les tubes nerveux ne se trouvaient que dans la partie antérieure du nerf optique, dans la tumeur, et encore assez espacés. Ces tubes nerveux présentaient encore ceci de particulier, qu'ils étaient tous rejetés à la périphérie du nerf contre la gaine interne.

Parlons encore d'une particularité signalée déjà dans le cas de Schléméyer décrit par Villemer, et observée par le professeur Leber, mais qui n'a pas été relevée dans le travail. Sur les cellules on voyait de petits filaments et des parcelles finement granulées, pour ainsi dire attachés comme la mousse aux arbres. Le professeur Leber, dans un cas antérieur, sur des préparations fraîches de la tumeur, avait rendu ces filaments plus visibles par l'emploi d'une solution de 1 0/0 de sulfate de fer.

Sur une coupe du nerf, avant son entrée dans la tumeur, on voit l'atrophie des fibres nerveuses.

Le nerf optique est très aminci avant son entrée dans la lamina cribrosa. Infiltration de l'espace intravaginal jusque dans la sclérotique. Gonflement considérable de la papille comme dans l'observation précédente. Les fibres nerveuses de la papille sont atrophiées.

OBSERVATION XXX (TRAD. INÉDITE)

V. Recklinghausen. — Ueber dei multiplen fibrome der haut u. s. w. Festschrift. Berlin, 1882. (Rapporté par Vossius.)

Sarcome angiolithique du nerf optique.

L'auteur cite un cas de tumeur du nerf optique dont la préparation se trouve à l'Institut de Strasbourg, mais il ne rapporte pas l'histoire du malade.

C'était un sarcome angiolithique du nerf optique gauche. Le nerf était épaissi, dur et cylindrique. Il était englobé par la tumeur depuis le globe oculaire jusqu'au trou optique, c'est-à-dire qu'il ne restait pas la moindre parcelle du nerf intact. La dure-mère crânienne elle-même autour du trou optique était le siège de nombreux sarcomes de même nature, hémisphériques et de différentes grandeurs.

OBSERVATION XXXI (TRAD. INÉDITE)

Pufahl. — Beiträge zur praktischen augenheilkunde von Hirschberg, 1878, Hft III, Casuistik S. 63. (Rapporté par Vossius.)

Sarcome du nerf optique.

L'auteur parle d'une tumeur du nerf optique droit développée, chez une jeune fille de 14 ans, rapidement au moment du début de la menstruation avec douleur, amaurose et exophtalmie. L'exophtalmie était d'un centimètre. La mobilité du globe normale. La papille proéminait dans le corps vitré ; elle avait un aspect terne et blanchâtre, les contours en étaient effacés. Plus tard, on enleva la tumeur avec le globe oculaire. On avait affaire à un sarcome.

Observation XXXII (Trad. inédite)

Higgens. — Brit. med. journal, V, 18 oct. 1879, S. 616. (Rapporté par Vossius.)

Fibrome du nerf optique.

Petite fille de 5 ans, chez laquelle la mère avait observé deux ans auparavant du strabisme divergent. Le strabisme diminua peu à peu tandis que l'exophtalmie faisait son apparition. L'enfant avait l'air idiote. Le globe était dirigé en avant et en haut. La mobilité était peu altérée. Amaurose complète. L'examen ophtalmoscopique fit constater une atrophie du nerf optique. Cinq mois après, on fit une ponction exploratrice qui fut sans résultat sur l'état de l'œil. Dès que le doigt put sentir une tumeur derrière le globe, on en pratiqua l'extirpation en même temps que celle du globe oculaire. Le microscope démontra qu'on avait affaire à un fibrome originaire du tissu intra-vaginal.

Observation XXXIII

Strawbridge. — Transact. of the Americ. ophtalm. Society. Jahrg 1878, S. 383. (Rapportée par Vossius.)

Tumeur du nerf optique.

Femme de vingt-quatre ans. Dès la naissance, elle avait une certaine proéminence des deux globes oculaires. A vingt ans, elle avait perdu la vue de l'œil droit.

L'amaurose de cet œil était venue progressivement accompagnée d'hémicrânie du même côté. L'exophtalmie survint un an après et augmenta constamment jusqu'à l'opération. Le bulbe était porté en avant de douze millimètres. La papille était atrophiée avec des traces de névrite ancienne. La tumeur fut extirpée en conservant le globe oculaire; bientôt survint une kératite suppurée à la suite de laquelle il y eut fonte complète de l'œil.

La tumeur était molle, de trente-huit millimètres de long, sur 20 millimètres d'épaisseur. Durcissement dans la liqueur de Muller. Hypertrophie des gaines. Dans les couches extérieures, longues cellules fusiformes mêlées de fibres élastiques. Au centre de la tumeur, petites cellules rondes et fusiformes groupées. Seulement une faible quantité de tissu conjonctif. Rien de certain sur l'état des fibres nerveuses. On désigna la tumeur sous le nom gliome.

La femme perdit plus tard la vue de l'œil gauche avec des symptômes cérébraux.

Observation XXXIV (Trad. inédite)

Knapp.— Transact. of the Americ. opht. Society, 1870, S 557. (Rapporté par Vossius.)

Myxome du nerf optique.

Petit garçon de 2 ans, chez lequel les parents ont constaté peu de temps après la naissance une exophtalmie qu'ils ont attribuée à une chute. Par un examen immédiat on constate, en effet, une exophtalmie prononcée sans changement dans la mobilité de l'œil. L'examen ophtalmoscopique ne dénonça rien d'anormal du côté de la papille. On diagnostiqua d'abord une exophtalmie traumatique. Quelques semaines plus tard on retrouva l'exophtalmie et du côté de la papille des signes de névrite. Le globe oculaire proéminait en avant directement. La mobilité était intacte. On diagnostiqua alors une tumeur du nerf optique. Six mois après Knapp extirpa la tumeur en conservant le bulbe sur lequel on cousit les paupières. Malgré cela la cornée fut détruite plus tard par une kératite suppurée et le bulbe se fondit. Pas de récidive.

La tumeur longue de trente millimètres sur sept, à quinze millimètres fut considérée comme un glio-sarcome myxomateux. Elle était recouverte de la gaine externe. A l'œil nu, elle paraissait formée par le tissu dégénéré de l'espace intravaginal, mais semblait avoir pris naissance sur la gaine interne. Le nerf optique lui-même n'était plus visible qu'à la partie antérieure de la tumeur.

C'était un cordon compacte de volume normal, s'irradiant vers le milieu de la tumeur en forme d'éventail et se perdant ensuite dans le tissu de la tumeur. Les éléments microscopiques étaient constitués en partie par de petites fibrilles et en partie par des cellules rondes, petites, de tissu principalement myxomateux.

Neuf mois plus tard, l'autre œil perdit la vue par suite, suivant Knapp, d'une névrite descendante.

Observation XXXV

Rampoldi. — Comptes rendus du congrès périodique international d'ophtal. Milan, 1881. (Rapporté par Vossius.)

Glio-sarcome du nerf optique.

L'auteur cite brièvement au congrès international de Milan, un glio-sacorme opéré par Quagliano. Sa partie centrale était formée par des cellules rondes, petites et d'autres fusiformes plongées dans une substance fondamentale fine et réticulée ; sa périphérie contenait des cellules fusiformes avec des ramifications très longues et souvent contournées en spirale dont les dessins concordent parfaitement avec ceux de Willemer. On y trouvait également des gonflements variqueux et des couches granuleuses ; on y voyait, en outre, des cellules bi et multipolaires dont les prolongements restaient simples ou se divisaient en ramifications de différentes grandeurs.

Observation XXXVI

Poncet (de Cluny). — Arch. d'ophtalmologie; 1881; p. 616.

Myxome fasciculé du nerf optique.

Jeune fille basque âgée de 16 ans qui vint consulter M. de Wecker, à Biarritz, au mois d'août 1880. Son œil était remplacé par une tumeur de la grosseur d'une orange, au centre de laquelle existait un vestige de cornée dégénérée entourée d'une conjonctive épaissie, parcheminée, adhérente sur tous les points aux bords palpébraux. En imprimant à la tumeur saisie à pleines mains un mouvement de déplacement, il était aisé de constater une certaine mobilité et l'absence de toute adhérence bien solide avec les parois de l'orbite dont les diamètres paraissent de beaucoup augmentés.

Début de l'exophtalmie à l'âge de 3 ans; augmentation lente; à l'âge de 10 ans perte complète de la vue de cet œil. Jamais de douleurs.

Une exploration attentive ayant révélé sur certains points une fluctuation évidente, prenant ainsi en considération la mobilité relative du néoplasme, M. de Wecker posa le diagnostic de: myxome cystoïde du nerf optique.

Opération par M. de Wecker, au commencement de septembre 1880. — Pour faciliter l'ablation de la tumeur il fut fait une ponction qui donna une issue à une grande quantité de liquide transparent et jaunâtre.

Guérison sans suppuration au bout de trois semaines.

Description macroscopique. — La tumeur qui nous a été remise, plongée dans l'alcool, est ovoïde, de consistance assez dure, présentant à son extrémité antérieure une petite surface d'apparence cutanée qui n'est autre chose que la conjonctive, au centre de laquelle on reconnaît encore un petit point transparent, la cornée : mais tous ces tissus sont altérés et profondément modifiés. Toute la partie postérieure du néoplasme est formée d'un tissu cellulaire assez lâche, mêlé de graisse, avec quelques débris de muscles de l'œil, c'est le tissu périoculaire de l'orbite.

Une coupe antéro-postérieure et médiane nous font bien comprendre la disposition des parties. Et d'abord, en sectionnant les tissus près de la cornée, le bistouri rencontre une assez forte résistance: il y a là une zone osseuse. En effet, nous reconnaissons en avant la conjonctive épaissie; en dessous, un tissu fibreux très dense, formant une petite cavité noircie par de la matière pigmentaire, éparse dans une substance osseuse; c'est la choroïde ossifiée. L'enveloppe scléroticale ratatinée se continue assez nettement en bas avec une autre fibreuse qui n'est autre chose que l'enveloppe la plus externe du nerf optique. En haut, la continuité est moins précise; mais on peut cependant suivre aussi cette même gaine externe. C'est alors en arrière d'un petit bulbe oculaire atrophié qu'existe le véritable néoplasme, et celui-ci porte directement sur le nerf optique. La vraie tumeur est une masse globuleuse de 22 millimètres de large, sur 27 de long, d'apparence striée, à fibres parallèles, très nettement allongées d'avant en arrière, et paraissant diverger d'un point précis. Entre cette limite et le moignon oculaire, le nerf optique conserve ses dimensions, peut être légèrement exagérées par l'hypertrophie des enveloppes.

Le tissu de la tumeur centrale est assez dense; il n'offre pas de cavités kystiques, et se déchire assez difficilement par les dissociations.

En dehors de ce noyau médian, nous tombons sur une portion périphérique intermédiaire de texture plus lâche, à petites cavités muqueuses. C'est le tissu, hypertrophié et dégénéré, qui existe entre les deux gaines externe et interne du nerf optique (substance sous-arachnoïdienne), plus en dehors se trouve la véritable gaine externe durale revêtue elle-même du tissu cellulaire de l'orbite.

Examen histologique. — Portion de la tumeur appartenant au nerf proprement dit.

Cette portion renflée, large de 23 millimètres, commençait en un point précis qu'on aurait pu prendre pour la lame criblée mais l'espace compris entre ce point et le moignon oculaire laissait libre près de 1 centimètre du nerf optique en arrière de l'ouverture scléroticale : de plus, avec un faible grossissement, il était déjà possible de voir, fait assez curieux, que l'entrée de l'artère centrale de la rétine, dans la substance du nerf, se faisait juste au point où commençait la tumeur.

Des fragments très minimes, macérés pendant plusieurs jours dans l'alcool au 1/3, puis colorés au picro-carmin, ne se laissaient que très difficilement dissocier avec les aiguilles. Le tissu était résistant, feutré par des fibrilles solides et assez épaisses. Ces préparations nous ont permis de reconnaître des éléments de nature très diverse :

1° Des fibrilles en très grande quantité, très longues, homogènes, se colorant peu par le picro carmin, à parcours très étendu, mais non pas ondulées comme les trousseaux connectifs normaux. Ces fibrilles qui constituent la base de la tumeur portent un noyau en général assez petit, qu'il n'est pas rare cependant de trouver aussi volumineux ou à double nucléole. Malgré de nombreuses dissociations, nous n'avons pu isoler de fibrilles à noyaux présentant plusieurs prolongements analogues à celles qui ont été décrites dernièrement encore, dans les « Archives de Quagliano » par Rampoldi pour le fibro-sarcome (fasc. 2, 1881).

Quelques fibrilles ont déjà subi la dégénérescence granuleuse, car leur protoplasma près du noyau est finement granuleux, irrégulier, de diamètre plus considérable.

Les fibrilles mesurent en moyenne de 5 à 8 μ d'épaisseur leur longueur dépasse 2 ou 3 fois le champ du microscope. Elles se contournent en longs replis. Nous signalons aussi beaucoup de trousseaux ondulés de tissu conjonctif ordinaire, fortement teints en rose par le picro-carmin et contenant aussi entre les travées un nombre anormal d'éléments à noyaux. C'est à ces travées connectives bien plus qu'aux fibrilles délicates décrites plus haut que sont dus l'aspect et la résistance du néoplasme à la dissociation.

2° Des éléments cellulaires, isolés, de différentes formes.

a. Petites cellules semblables aux globules blancs de diamètre un peu plus fort (12 à 15 μ) souvent enclavées dans une substance hyaline gélatineuse. Leur protoplasma peut prendre des dimensions variables, des formes très irrégulières avec prolongements ; il est aisé de suivre par gradation les transformations de ce simple élément en fibrilles.

b. Cellules bipolaires à noyau central dont les deux extrémités s'allongent et forment déjà des prolongements tout à fait analogues aux fibrilles décrites plus haut.

c. Cellules à gros noyau central, mais ayant de nombreux prolongements, six à sept, dont quelques-uns bifides. Ces prolongements très déliés, petits, ont la réfringence des fibrilles propres de la tumeur, et se colorent peu par le picro-carmin.

d. — Des éléments mieux formés, à noyau central, à prolongements bien constitués, origines de fibrilles.

e. — Enfin des éléments cellulaires d'une autre apparence, anastomosés entre eux, portant des crêtes d'empreinte et le plus souvent compris entre les fibrilles mêmes de la tumeur. Pas de prolongements comme dans les cellules décrites plus haut, mais des sutures par larges surfaces.

Le protoplasma irrégulier est de peu d'épaisseur, granuleux, en voie de dégénérescence.

Coupes parallèles à la surface de section. — En examinan la surface de section sur laquelle ont été faites ces coupes, il eut été permis de penser que la tumeur était un névrome, car l'aspect finement strié prolongeant le tractus optique donnait raison à cette hypothèse ; autrefois plus d'un clinicien a pu, sur cette apparence fibrillaire, poser un diagnostic incertain : mais au microscope, dans cette portion de la tumeur, aucun vestige de fibres nerveuses, avec ou sans myéline, n'a pu être retrouvé.

On voit un réseau irrégulier, en plusieurs places, formé par des faisceaux composés de fibrilles excessivement fines et à noyaux.

Ce réseau contient dans ses mailles oblongues, allongées dans l'axe du nerf, une substance muqueuse, coagulée par les réactifs de la préparation, et dans laquelle sont incluses en grande quantité ces cellules de formes diverses décrites plus haut.

Sur les points les plus transparents des coupes, les travées, parois des mailles, apparaissent comme constituées par des faisceaux garnis de noyaux assez largement espacés. A un grossissement de 500 D., ce faisceau se décompose en fibrilles analogues à celles révélées par les dissociations.

Les cavités muqueuses circonscrites par le tissu fibrillaire, sont d'assez petite dimension et ne forment pas de larges cavités kystiques ; ce n'est pas assurément de l'intérieur de l'une d'elles qu'a été extrait le liquide dont l'issue a permis l'énucléation de la tumeur. Elles existent dans tous les plans, représentant alors d'une manière frappante l'image obtenue sur une coupe parallèle du nerf optique, après qu'on en a chassé, au pinceau ou par la macération dans l'éther, les fibres nerveuses.

En se portant sur les parties latérales de la coupe près des enveloppes, les trousseaux fibrillaires de la tumeur deviennent parallèles sur un long parcours : leur composition se prête alors beaucoup mieux à l'analyse. Ce tissu pathologique n'occupe pas dans un seul plan toute l'étendue de la tumeur ; il est partagé en séries longitudinales par des bandes de tissu conjonctif normal ; celui-ci, riche aussi en éléments cellulaires, est formé de faisceaux vivement rosés. Ce sont les vestiges des anciennes travées de la membrane interne divisant le nerf en faisceaux secondaires, travées avec leur endothélium en voie de prolifération.

Enveloppes du nerf. — La gaine piale jusqu'à 1/2 centimètre en arrière de l'entrée du nerf dans la tumeur, n'était pas très altérée dans sa structure. Elle était formée de ces faisceaux de tissu conjonctif ondulés, vivement colorés en rose par le picro-carmin, tandis que les fibrilles de la tumeur restant jaunes ou incolores n'offraient que leur noyau teint en rouge jaune. Mais plus en arrière, la gaine interne du nerf disparaissait entièrement pour faire place à un tissu pathologique nouveau compris entre les enveloppes sur toute la surface de la tumeur. Le microscope révèle entre le néoplasme et la dégénérescence intervaginale une barrière très nette : derniers faisceaux sains de cette gaine interne, disposés en grosses travées parallèles, rosées par le carmin ; puis en dehors de cette dernière barrière existe une grande épaisseur d'un tissu nouveau mou, noyé de sang, caverneux, au sein duquel a été pratiquée la ponction du kyste. A un faible grossissement, il paraît presque essentiellement formé des anciennes travées arachnoïdiennes, vivement rougies par le carmin, au milieu desquelles se seraient produites des hémorrhagies nouvelles et anciennes : masses verdâtres à globules sanguins, ou reliquats pigmentaires noirs, anciens extravasats.

A un plus fort grossissement (500) l'altération est jugée plus grave, surtout dans les environs de la gaine piale : la dégénérescence myxomateuse a envahi les mailles arachnoïdiennes qui sont remplies de grosses cellules à prolongements et à ramifications, caractéristiques du myxome.

Les fibrilles de la tumeur principale se retrouvent formées en faisceaux entre les travées anciennes sous-arachnoïdiennes.

Il s'est produit aussi entre les cellules absorbantes et les hémorrhagies, ce qui arrive toujours : c'est la résorption des matériaux du sang par les cellules muqueuses qui s'hypertrophient et se chargent de pigment à toutes les périodes.

Le sang paraît circuler au milieu des travées arachnoïdiennes sans avoir besoin de parois propres, car les globules sanguins non altérés sont en contact direct avec les faisceaux connectifs, garnis il est vrai de leur endothélium, peut-être modifié par cette fonction nouvelle ; disposition qui n'exclut pas la présence de nombreux vaisseaux nouveaux.

La dernière gaine (durale) du nerf, diminuée d'épaisseur avait cependant maintenu la séparation intacte entre la tumeur et le tissu cellulaire de l'orbite : il est permis de dire que la dégénérescence de ce myxome fasciculé avec cavités muqueuses n'avait envahi que le nerf avec l'espace sous-dural.

Il est intéressant de suivre le processus pathologique dans les parties moins malades et enfin de constater l'état du moignon oculaire.

Suivons le nerf optique depuis les environs de la sclérotique jusqu'à la tumeur.

Les travées connectives interfasciculaires, ondulées, rose-carmin, sont encore saines ; mais déjà dans les espaces nerveux proprement dits, les fibres nerveuses n'existent plus qu'à l'état de détritus granuleux dont la disposition en plan parallèle est à peine reconnaissable. Cette substance graisseuse se colore difficilement par le picro-carmin.

Ce qui frappe surtout, c'est la présence dans les alvéoles nerveux d'un nombre de plus en plus grand d'éléments cellulaires à mesure qu'on se rapproche de la tumeur vraie. Près d'elle, la substance graisseuse disparait toutefois et les noyaux rouges de récente formation comblent presque en entier l'espace interfasciculaire.

Dans ces conditions, au milieu de cette prolifération, les fibrilles connectives commencent à se produire. Elles sont si pressées et si tassées qu'il est difficile de se rendre compte de l'exacte disposition des éléments ; déjà le protoplasma des cellules paraît hypertrophié, rameux ; en quelques points ces cellules s'anastomosent.

Au delà, les fibrilles sont dissociées par un liquide intercalaire, sécrétion des cellules muqueuses, et la disposition que nous avons décrite commence à se produire. Il est certain qu'en ces points où les fibrilles sont très tassées, où il existe encore un reliquat de substance nerveuse en granulation, avec des cellules de la névroglie, il est certain, disons-nous, que la confusion avec un névrome vrai serait aisée. Pour l'éviter, il suffit de s'éloigner de ces cavités de transition pour descendre au centre même de la tumeur où le myxome est aussi net que possible.

Les cellules, examinées avec un fort grossissement, apparaissent de deux sortes : les unes à gros nucléoles souvent multiples, à protoplasma irrégulier, à prolongements, sont disposées parallèlement au trajet du nerf, prennent leur conformation fasciculaire.

Nous avons constaté, dans cette zone, un certain nombre de ces concrétions amyloïdes qui se colorent vivement par le carmin, masses réfractant fortement la lumière, et dont le centre nous semble sur quelques préparations nettement occupé par un élément cellulaire encore conservé.

Observation XXXVII

Chenantais. — Société anatomique de Nantes, 1879.

Névrome médullaire alvéolaire.

M. Chenantais présente à la Société anatomique une tumeur de l'orbite, enlevée par lui-même à une jeune fille de 18 ans 1/2. Le début remonte à 2 mois 1/2 ou 3 mois. On voit que la tumeur s'enfonce profondément dans l'orbite et sort entre le droit interne et le grand oblique auxquels elle adhère, ainsi qu'au périoste de la voûte orbitaire. Elle a détruit l'os unguis et envoie des prolongements dans les fosses nasales.

Examen anatomique. — La tumeur enlevée forme, avec le globe oculaire auquel elle est réunie, une masse approchant du volume d'un petit œuf de poule. La pièce est durcie dans le liquide de Muller. Son tissu était à l'état frais, assez dur, homogène, jaunâtre et d'apparence sarcomateuse. Après durcissement, on ouvre l'œil qui paraît sain dans toutes ses parties; on voit que la tumeur est rattachée au globe par un tissu conjonctif très lâche et comme infiltré. Elle n'est adhérente qu'en un point, qui est vraisemblablement le point de départ : c'est le point d'émergence du nerf optique. Cet organe est entouré du tissu pathologique comme d'un manchon. Sur une coupe perpendiculaire au nerf, on voit celui-ci jaunâtre, un peu gonflé, muni de sa gaine et paraissant tout à fait isolé du néoplasme, bien que ce dernier l'entoure totalement. La tumeur est également adhérente à la sclérotique au niveau de l'entrée du nerf optique de l'œil; mais une coupe médiane et longitudinale du nerf optique le montre pénétrant dans l'œil à la manière normale et montre la papille, la rétine et la choroïde à l'état physiologique.

De nombreuses coupes sont faites et examinées après coloration au picro-carmin. On remarque d'abord la séparation du tissu en masses cellulaires disséminées dans un stroma ayant par places une apparence alvéolaire assez marquée. Cette disposition a une grande analogie avec celle de certains carcinomes. Mais l'examen attentif des éléments cellulaires y fait reconnaître des caractères particuliers très intéressants.

Les cellules sont formées d'un gros noyau ayant en moyenne de 9 à 15 μ, muni d'une quantité très variable de protoplasma, tantôt entourant le noyau de manière à lui constituer une écorce peu importante, tantôt formant des prolongements sur lesquels nous reviendrons. Outre ces cellules de dimension moyenne, on en rencontre quelques-unes n'ayant que 6 à 7 μ et d'autres, au contraire, dont le noyau seul a jusqu'à 21 μ de diamètre. C'est surtout autour de ces énormes noyaux que le protoplasma prend des caractères particuliers. Tandis que dans la plupart des éléments cellulaires, le noyau est formé d'un tissu en apparence homogène et non granuleux, tandis que le protoplasma est le plus souvent formé par une multitude de petits grains accolés, ici, au contraire, c'est le noyau qui est très grenu comme s'il était formé d'une infinité de petites vésicules ou de nucléoles; le protoplasma, au contraire, homogène, non granuleux, plus foncé que le noyau qui se détache en clair, le protoplasma, dis-je, rappelle à s'y méprendre celui des cellules nerveuses.

La prolifération de ces cellules paraît se faire par génération endogène; le noyau s'emplissant de noyaux secondaires. La trame fibreuse est formée d'un tissu conjonctif bien développé, peu riche en vaisseaux. Dans les parties périphériques de la tumeur on constate une infiltration des muscles de l'œil par de petits éléments cellulaires arrondis ressemblant à des cellules embryonnaires. Le noyau de ces cellules se colore bien plus vivement par le carmin que celui des grandes cellules signalées plus haut.

L'observation ne parle pas de récidive, mais elle la fait prévoir en disant, d'une part, que probablement l'opération a été incomplète et, d'autre part, que l'autre œil ne paraissait pas indemne au moment de l'opération.

L'auteur désigne la tumeur sous le nom de « névrome médullaire alvéolaire ».

Observation XXXVIII

Teillais. — *Journal de médecine de l'Ouest*, Nantes, 1881, XV, 74-78.

Gliome du nerf optique.

Il y a sept ans, M. D., âgé de 62 ans, qui habitait alors les environs de Luçon, vint me consulter une première fois pour son œil gauche qui, bien que perdu depuis six ans, ne lui avait jamais causé la moindre douleur. Deux mois seulement avant son arrivée à Nantes, l'œil avait rougi et avait été le siège, tout à coup, de douleurs intolérables qui s'étaient renouvelées trois ou quatre fois pendant cette période.

Quand M. D. se présenta chez moi, son œil avait sensiblement l'aspect glaucomateux. Son volume était normal ; la tension avait notablement augmenté; l'injection périkératique était assez vive ; l'iris avait conservé sa couleur, mais la pupille était sensiblement dilatée. L'examen ophtalmoscopique était négatif à cause des troubles des milieux. Je crus au glaucome et je proposai une iridectomie qui ne fut pas acceptée. Ce n'est que quatre ans après, qui se passèrent dans des alternatives de souffrance et de calme, que je revis mon malade. Le globe de l'œil avait légèrement augmenté de volume, mais ce qu'il y avait de remarquable c'était sa propulsion en avant et en bas. Le niveau de la pupille gauche se trouvait à 3 centimètres au-dessous de la pupille droite, la paupière supérieure était considérablement tuméfiée, la paupière inférieure présentait un léger ectropion.

Je pratiquai l'énucléation et j'enlevai avec soin toute la tumeur qui recouvrait la face postérieure du globe dans laquelle il était comp[illegible]ssé. Son volume était à peu près d'une grosse noix. [illegible] opération furent très simples ; au bout de tro[illegible] était guéri et reprenait ses travaux. J[illegible] mois ; son état n'a pas cessé d'être parfai[illegible] qui date de trois ans ; il n'a plus éprou[illegible] ne paraît menacé d'aucune récidive.

Examen histologique. — On voit, à la partie postérieure de l'œil énucléé une tumeur gris rosé, molle. Des fragments de ce tissu dissociés dans du picro-carminate laissent voir un grand nombre de cellules rondes généralement un peu plus grosses que des globules sanguins (6, 8, 12 μ) et ayant assez régulièrement le même diamètre ; quelques-unes, néanmoins, sont plus volumineuses. Ces cellules sont plongées au milieu d'une substance muqueuse qui s'étire en filaments et qui devient granuleuse par l'action de l'acide acétique. Au milieu des cellules et de la matière muqueuse qui les sépare, on voit une charpente conjonctive qui se colore fortement par le carmin et dont les travées sont recouvertes de cellules ovalaires. Ces travées qui sont disposées en alvéoles émettent des prolongements fibrillaires de plus en plus fins, d'où résulte une sorte de tissu réticulé. Après un mois de macération dans le liquide de Muller, on peut facilement faire une section antéro-postérieure de l'œil. La tumeur fait une saillie d'environ 1 centimètre en arrière du globe de l'œil; on distingue nettement le nerf optique et sa gaine. Après la section, on voit qu'il y a dans l'intérieur du globe une saillie de la tumeur d'environ 1/2 centimètre. La rétine n'est pas englobée dans le néoplasme, elle est soulevée et repoussée vers le cristallin. La partie de la rétine qui recouvre le néoplasme est épaissie assez notablement.

Le nerf optique dont la couleur se confond avec celle de la tumeur, est fendu longitudinalement; on voit très nettement sa gaine sous forme de deux lignes blanches parallèles à la direction du nerf. La sclérotique a été respectée en partie par le néoplasme; cependant, il paraît y avoir, dans son épaisseur, de petits amas de cellules de la tumeur. La choroïde, l'iris, la cornée paraissent sains. La face antérieure du cristallin est recouverte d'un exsudat blanchâtre qui fermait la pupille. Il y avait entre la tumeur et la face postérieure du cristallin, une quantité notable d'humeur vitrée.

Voici ce que donne l'examen microscopique des coupes colorées soit à la purpurine, soit au picro-carmin: les cellules sont comprises entre des travées connectives excessivement délicates dont quelques-unes contiennent un capillaire. La substance muqueuse intercellulaire ayant été coagulée par le liquide de Muller, il en résulte qu'en chassant les cellules avec le pinceau, on peut obtenir un réticulum excessivement fin, visible seulement avec un puissant objectif. Les travées plus volumineuses qui servent de soutien sont tapissées par des cellules qui semblent aplaties et de forme ovalaire; parfois ces travées contiennent un vaisseau volumineux mais n'ayant que la structure d'un capillaire. La rétine, dans les parties en contact avec la tumeur est très altérée, mais ne contient que peu de cellules de la tumeur.

L'étude qui précède conduit au diagnostic de gliome du nerf optique; en effet, les travées très fines de la tumeur ainsi que les cellules, rappellent la structure de la névroglie; l'aspect et la forme des cellules n'ont aucune analogie avec l'aspect et la forme des cellules d'un carcinome, et la présence des travées nombreuses au milieu du tissu éloigne l'idée d'un sarcome encéphaloïde qui pourrait venir à l'asprit.

Observation XXXIX

Knapp. — Société opht. de Heidelberg. 1874. Traduct. in Ann. Ocul., 1875.

Fibro-sarcome du nerf optique.

Depuis 3 ans, j'observais l'œil d'une femme de 40 ans, bien portante, qui souffrait de névrite descendante avec amblyopie. Le globe oculaire était porté en avant et un peu en bas et en dehors. Exophtalmie progressive. Douleurs périodiques intolérables. Dans l'angle interne de l'orbite, on sentait une tumeur mobile adhérente au bulbe, V. était alors 10/200.

Opération. — Je résolus d'énucléer la tumeur tout en conservant le bulbe. Cet essai réussit. J'opérai de la manière suivante:

Les paupières écartées par un spéculum ordinaire, je fis, au moyen de ciseaux à strabisme, une ouverture entre le droit supérieur et interne et l'oblique supérieur à travers la conjonctive et la capsule de Tenon, jusqu'à ce que, au moyen du doigt, je pusse sentir la tumeur. Je circonscrivis ensuite, toujours guidé par l'indicateur gauche, toute la tumeur; je l'isolai de la sclérotique et je coupai le nerf optique, d'abord à son extrémité oculaire, ensuite à son extrémité orbitaire. Au moyen du plat des ciseaux j'extrayai la tumeur du volume d'une noix. L'hémorrhagie fut insignifiante. Le bulbe, replacé en partie, fut contenu par un pansement de charpie. La plaie guérit sans suppuration. Dès le second jour la patiente n'eut pas de douleurs. Un ulcère dans le segment inférieur de la cornée, guérit par l'occlusion palpébrale au moyen de deux sutures latérales. L'œil fut examiné régulièrement à l'ophtalmoscope à partir du deuxième jour. Les milieux réfringents étaient et restèrent clairs. Le fond de l'œil laiteux dès le commencement ne permit pas d'en reconnaître les détails.

Au quatrième jour, il y avait des stries rouges visibles, augmentant journellement, de sorte que, dès le huitième jour, on voyait une hyperhémie rétinienne, veineuse, intense, tandis que les artères assez distinctes avaient un volume normal.

Le fond de l'œil s'éclaircit ensuite de plus en plus quoique l'hyperhémie veineuse persistât encore pendant des semaines. L'exophtalmie disparut presque entièrement ; le bulbe avait toujours conservé sa grosseur et sa tension. Il était mobile en haut et en bas, mais pas latéralement. Probablement la section du nerf optique avait aussi intéressé les nerfs des droits latéraux. La tumeur, d'apparence granuleuse, uniforme, entoure tout le nerf, et appartient au fibro-sarcome pour autant qu'un examen préparatoire a pu déterminer sa nature.

Au bout d'un mois environ, il se produit un infarctus hémorrhagique au niveau de la rétine. Consécutivement la rétine s'atrophia et les vaisseaux furent réduits à des cordons blancs. L'œil diminua considérablement de volume, mais les milieux restèrent transparents et la malade put le garder sans incommodité.

Observation XL

Jacobson. — Arch. f. opht., Bd. X, A : 2, p. 55, 1854. Trad. in Dict. Dechambre, t. 16, 2e série, p. 347.

Myxo-sarcome du nerf optique.

Jeune homme de 20 ans, qui avait constaté deux ou trois ans auparavant que son œil gauche, très amblyopique et avec lequel il avait longtemps louché en dedans, commençait à proéminer.

Cette proéminence augmenta rapidement et se porta d'un demi-pouce en bas. Sa mobilité est presque normale. Maux de tête, douleurs profondes dans l'orbite et vertiges. A l'examen ophtalmoscopique, les milieux de l'œil sont clairs ; mais la papille offre une configuration très irrégulière, différente dans ses diverses parties et proémine inégalement dans l'intérieur de l'œil. La figure singulière qu'elle présente est encadrée par un bord sinueux de pigment choroïdien. Une partie de la tumeur, celle qui proémine le plus dans l'œil, est d'un bleu clair et absolument dépourvue de vaisseaux. Une autre portion, moins saillante en avant, est vascularisée et rappelle, comme aspect, les tuméfactions inflammatoires ordinaires du nerf optique.

Une troisième partie d'un jaune brun offre une surface entièrement plane.

Les vaisseaux qui partent de ces diverses portions de la papille, sont tous engainés, sur une étendue variable de leur trajet, par une couche de couleur blanchâtre.

Le diagnostic porte sur une tumeur du nerf optique ayant envahi la cavité oculaire.

Opération : Enucléation ; excision du nerf à un 1/2 pouce de son insertion scléroticale ; extirpation de tout le contenu de l'orbite.

L'*examen anatomique* fait par M. de Recklinghausen, montra six tumeurs d[illegible] grosseur d'un noyau de cerise disséminées dans l'orbite. L'examen histologique assigna à ces tumeurs les caractères du myxo-sarcome. Le nerf optique, très libre dans sa gaine, a perdu sa coloration blanche, est devenu diaphane et présente les lignes d'une atrophie simple. L'aspect de la papille correspond exactement au dessin fait d'après l'examen ophtalmoscopique. Elle représente une élevure à très peu de chose près analogue aux tumeurs disséminées dans l'orbite et avec lesquelles elle n'affecte d'ailleurs aucun rapport direct. Cette tumeur intra-oculaire renferme une plaque de substance osseuse située à sa base et intimement adhérente à la choroïde.

Observation XLI

Brayley. — Semaine médicale, 24 novembre 1886.

Sarcome du nerf optique.

Brayley a décrit à la Société d'ophtalmologie de Londres, le cas d'une femme de 42 ans, atteinte d'exophtalmie très marquée du côté gauche. Les mouvements du globe oculaire étaient restreint et la pupille ne se contractait que par action réflexe indirecte. La papille était légèrement proéminente, blanchâtre mal définie ; à sa partie supérieure on voyait des vaisseaux tortueux très dilatés. Au-dessous de la papille se trouvaient quelques petites stries blanches. L'autre œil paraissait sain.

M. Brayley pratiqua l'extirpation du globe oculaire et de la tumeur située au fond de l'orbite ; elle entourait le nerf optique qui se perdait dans la masse morbide. Le néoplasme contenait peu de vaisseaux et sa consistance était assez ferme.

L'*examen microscopique*, fit voir qu'il s'agissait d'un fibrosarcome composé en grande partie de cellules ovales.

La marche de l'affection avait été remarquablement lente et la malade n'avait ressenti aucune douleur, mais la cécité était devenue complète peu de temps après le début.

Observation XLII

Galezowski. — Thèse de Paris, 1865.

Tumeur fibro-plastique du nerf optique et du cerveau.

Un homme de 48 ans, fut frappé dans l'espace de deux mois et à plusieurs reprises d'attaques apoplectiformes, la vue de l'œil droit s'est éteinte subitement ; il est ensuite devenu hémiplégique du même côté et a perdu la parole.

Nous avons fait l'examen ophtalmologique de ce malade en présence de M. le Dr Hérard et de MM. les Drs Lancereaux, chef de clinique de la Faculté et Brochin, l'éminent rédacteur de la « Gazette des hôpitaux ». Voici ce que nous avons trouvé dans l'œil droit : la papille était complètement voilée par de nombreuses taches apoplectiques et une sorte d'exsudation séro-sanguinolente. Ces apoplexies s'étendent très loin, vers la partie excentrique de l'œil ; les veines sont déchirées en plusieurs endroits ; l'autre œil était sain.

A l'autopsie, M. le Dr Lancereaux trouva un tumeur fibro-plastique de la couche optique gauche ; le nerf optique de l'œil malade contenait dans son trajet orbitaire, un renflement considérable qui n'était autre chose qu'une tumeur de même nature que celle du cerveau.

Observation XLIII (Résumée)

Roux. — *Gazette des hôpitaux*, 6 août 1844.

Tumeur myxomateu[se] du nerf optique.

Jeune garçon de 13 ans. Depuis 4 ans, exophtalmie très considérable et perte de la vision. L'opération étant décidée, le [pr]ofesseur Roux se demande s'il doit conserver l'œil, mais comptant peu sur sa conservation et pour se faire plus de jour, il pratique l'énucléation.

Au bout de quelques jours, suppuration abondante, méningite ; mort.

Le nerf optique qui avait été coupé, conservait tous les caractères normaux dans le crâne ; seulement une suppuration abondante l'entourait et s'étendait bien loin à la base du cerveau.

La pièce pathologique présente, derrière le globe oculaire, une tumeur sphéroïdale, rougeâtre, lisse sur toute sa surface et embrassant le nerf optique qui est perdu dans son épaisseur. Le tissu de cette tumeur est mollasse, uniforme et comme gélatineux. L'examen microscopique n'a pas été fait.

Observation XLIV (Trad. inédite)

Lawson. — Opht. Hosp. Reports. London, 1882, p. 296.

Sarcome de la gaine du nerf optique.

Samuel S..., âgé de 65 ans, entre au Royal London Ophtalmic Hospital le 26 octobre 1880, avec des symptômes de tumeur orbitaire à gauche. L'œil gauche était fortement propulsé en avant et en dehors et immobile. La cornée était claire, la chambre antérieure normale, la pupille dilatée et sans réaction à la lumière. Pas de perception lumineuse de ce côté. Chémosis.

Le malade a été incapable de nous renseigner sur la marche de la maladie. Il paraissait très indifférent et apathique et avait prêté peu d'attention à son mal. Il a remarqué tout d'abord une dureté autour de l'œil environ cinq semaines avant son entrée à l'hôpital, que cette dureté avait augmenté rapidement et avait causé la protrusion du globe.

Opération. — Le 13 novembre 1880, j'enlevai d'abord le globe et ensuite une tumeur solide qui occupait l'orbite et entourait complètement le nerf optique.

Examen de la tumeur par le Dr Brayley. — Sur une section antéro-supérieure de l'œil, on voit que les parties intérieures de l'organe étaient normales, à l'exception de la papille qu était très gonflée.

Le néoplasme était un sarcome à cellules rondes qui paraissait provenir de la gaine du nerf optique. On voit sur les coupes que la tumeur est complètement en dehors de la gaine externe et envahissant le tissu cellulaire de l'orbite environnant, tandis que le nerf optique est complètement libre dans sa gaine, dont il est séparé par un espace clair.

Les éléments sont des cellules rondes petites, de 7 μ, constituées en grande partie par un noyau autour duquel on voit une zone très étroite non colorée. Entre ces cellules se trouve une petite quantité de substance intercellulaire faiblement fibrillaire. Ces cellules font défaut entre les fibres qui constituent la partie la plus interne de la gaine durale. A la partie extérieure de la gaine, les cellules sont étroitement serrées. Encore plus en dehors du nerf, les cellules infiltrent la graisse de l'orbite.

Le patient guérit rapidement de l'opération, mais la tumeur récidiva et augmenta rapidement. Le 12 janvier 1881, le malade revint à l'hôpital. On voyait alors une tumeur solide occupant l'orbite et ressortant comme une grosse masse fongueuse entre les paupières gonflées. A la surface ulcérée, il y avait une sécrétion sanguinolente fétide. Les ganglions parotidiens sous-maxillaires et carotidiens étaient engorgés.

Le malade raconta qu'il s'était aperçu de la récidive un mois après l'opération et que l'accroissement avait été très rapide. Il était très émacié et souffrait de temps en temps beaucoup de ce côté de la tête. Mort le 16 février 1881.

Autopsie. — Grosse tumeur fongueuse occupant l'orbite. Ganglions cervicaux et susclaviculaires engorgés. Les ganglions péri-bronchiques et mésentériques sont également hypertrophiés et même dégénérés. Tumeur secondaire autour de la tête du pancréas et du duodénum. Dégénérescence secondaire du rein droit. Quelques nodules dans la rate. Dans le foie plusieurs tumeurs secondaires autour de la veine porte et dans l'épaisseur de l'organe. Les deux tiers antérieurs de la surface de l'hémisphère gauche du cerveau étaient recouverts d'une couche épaisse de lymphe coagulée. Injection des vaisseaux de la pie-mère, moins marquée à droite. A la partie inférieure du lobe frontal gauche, on voyait un point ramolli s'étendant à une petite distance en profondeur, et, en dehors de ce point, une petite hémorrhagie dans la pie-mère. La paroi orbitaire supérieure était amincie et presque perforée en arrière. La paroi interne de l'orbite gauche faisait défaut; on trouvait à sa place une masse pulpeuse qui s'étendait dans l'ethmoïde et le sphénoïde. Une section des deux nerfs optiques montra que le gauche était un peu plus gros que le droit.

Observation XLV (Trad. inédite par M. Thérémin)

Kunachowich. — Med. Obozz. Moscou, 1885, XXIV, 293-295.

Myxome du nerf optique.

Au mois de mai 1883 se présentait à moi une paysanne de 18 ans avec une exophtalmie énorme. L'œil pendait presque sur la joue ; on le voyait au sommet de la tumeur à peu près sain; cornée à peu près transparente, seulement quelques vaisseaux. La tumeur et le globe oculaire sont recouverts par des paupières énormes et très distendues. Avec un léger effort, on parvient à introduire les doigts entre la tumeur et la paroi orbitaire. La tumeur est ronde, résistante, de consistance charnue et solide, indolore. Il semble que l'œil ne fait pas corps avec la tumeur; il a l'air d'être implanté sur celle-ci et semble être même assez mobile. Derrière le globe oculaire on touchait le nerf optique se dirigeant vers la tumeur.

La tumeur a grossi sans cesse pendant dix ans. Deux ans avant l'opération, j'ai eu l'occasion de voir la malade; depuis ce moment la tumeur a considérablement augmenté. La vue a disparu il y a déjà plus de trois ans. La malade ne se souvient pas d'avoir jamais souffert de cet œil. L'œil gauche est en excellent état.

Toutes ces données nous ont amené à penser à une tumeur siégeant derrière l'œil dans l'entonnoir musculaire. Le fonctionnement à peu près normal des muscles nous a fait penser qu'ils étaient indemnes et que la tumeur n'intéressait pas les parois de l'orbite. Cette considération nous fit espérer une énucléation facile.

Opération. — Enucléation et extirpation de la tumeur. L'opération est facile, car la tumeur est bien enkystée par la gaine fibreuse qui l'entoure. Section du nerf optique derrière la tumeur, le plus loin possible. Pansement antiseptique. Guérison.

La tumeur de consistance charnue, de la forme et de la grosseur d'un gros œuf d'oie pesait, avec l'œil, onze onces. Elle ne pouvait tenir dans un grand verre à thé. La cavité orbitaire droite avait des dimensions presque doubles de la gauche.

Pour l'*examen macroscopique*, la tumeur a été envoyée à M. le professeur Adamuk, à Karan. Voici ses conclusions : c'est une tumeur intéressant le nerf optique. Elle commence à 3 millimètres derrière le globe oculaire. Le nerf pénètre dans la tumeur par sa partie supérieure et y disparaît complètement, de sorte qu'on ne peut plus y retrouver la moindre trace de ses fibres. Sur la partie externe de la tumeur, on trouvait un kyste de la grosseur d'une noix, contenant un liquide sanguinolent et visqueux. En différents points de la tumeur, on trouvait d'autres petits kystes de la grosseur d'un pois.

L'*examen microscopique* fut pratiqué par M. le Dr Lubimoff. Il trouva que le néoplasme était formé d'une substance visqueuse et homogène ou finement fibreuse. Cette substance se trouvait contenue dans de petites mailles rondes ovalaires ou polygonales du tissu conjonctif. La tumeur contient aussi beaucoup de vaisseaux qui ne sont pas altérés. Mais ce qui domine dans les différentes coupes, c'est le tissu conjonctif; aussi avons nous affaire à un myxome fibro-cellulaire.

Observation XLVI

Huc. — Thèse de Paris, 1882.

Fibro-sarcome du nerf optique.

Le nommé N..., âgé de 7 ans, est entré le 21 février 1882, salle Saint-Landry, dans le service de M. le professeur Richet, à l'Hôtel-Dieu.

Il y a deux ans, coup de bâton sur l'œil gauche sans plaie ni ecchymose, ni aucune suite fâcheuse immédiate. En octobre dernier, faiblesse des jambes et trouble de la vue; quelque temps après, saillie du globe oculaire.

A cette époque, M. Galezowski constate une saillie très prononcée de l'œil en avant, en dehors et surtout en haut et une atrophie du nerf optique avec soulèvement et œdème de la papille. Milieux de l'œil clairs.

Aujourd'hui, 21 février, l'enfant paraît hébété et répond difficilement aux questions qui lui sont adressées. Il n'accuse pas de douleurs, l'exophtalmie est toujours aussi considérable; l'œil a conservé sa mobilité, mais les mouvements paraissent un peu plus limités qu'à l'état normal. On peut toucher du bout du doigt en bas, entre le globe oculaire et l'orbite, une tumeur élastique et résistante.

Rien du côté du sinus maxillaire ni des fosses nasales.

Le 4 mars, opération. Enucléation et extirpation de la tumeur. Les parois orbitaires sont absolument libres. Le nerf optique est entouré par une tumeur ovoïde de la grosseur d'une amande, qui va jusqu'au fond de l'orbite. Entre l'œil et la tumeur on voit une portion du nerf non entourée de néoplasme. Suppuration abondante. Phénomènes cérébraux. Mort le neuvième jour.

Autopsie. — Méningite purulente. En avant du chiasma, au

moment où le nerf pénètre dans le trou optique, on trouve une tumeur du volume d'un haricot, placée à sa partie supérieure et située presque sur le bord de la fosse cérébrale antérieure. Cette seconde tumeur était disposée de telle façon qu'elle devait former avec la tumeur orbitaire une sorte de bisac dont la partie antérieure était beaucoup plus volumineuse que la postérieure.

Sur la portion du nerf optique, située au devant de la tumeur, on reconnaît les tubes nerveux infiltrés de petits éléments arrondis, qui ne sont autre chose que des éléments de la névroglie.

La tumeur est entourée de la gaine externe; elle est constituée par du tissu fibreux parsemé de nombreux éléments arrondis ou ovalaires qui indiquent qu'on a affaire à un fibro-sarcome. Dans la tumeur intra-orbitaire, il était difficile de reconnaître les traces des faisceaux du nerf optique complètement envahi par le sarcome. Mais dans la portion intracrânienne, traitée par l'acide osmique, on pouvait encore distinguer des traînées noires et parallèles indiquant évidemment des débris de tubes nerveux.

Observation XLVII

Hulke. — Opht. Hosp. reports. London, 1882.

Névrome faux du nerf optique.

Caroline, 19 ans, brune, belle apparence de santé, fut admise à l'hôpital le 26 juillet 1881.

Exophtalmie très considérable ; rapprochement des paupières impossible. Mouvements de l'œil à peu près normaux. La vision était réduite à la perception quantitative de la lumière. A l'ophtalmoscope, on ne voyait rien d'anormal au niveau de la papille ou de la rétine.

L'exophtalmie avait commencé à l'âge de 6 ans et avait augmenté graduellement; elle ne se rappelle pas si elle a souffert, mais elle dit que la vue a baissé progressivement.

Le progrès extrêmement lent de l'exophtalmie indiquant un accroissement aussi lent de la tumeur et la conservation relative des mouvements de l'œil en même temps qu'une apparence normale à l'ophtalmoscope, me disposèrent à penser à une exostose et à rejeter comme improbable un sarcome ou un carcinome des parois de l'orbite ou du nerf optique.

Opération. — Je résolus d'examiner la partie postérieure de l'orbite à travers une incision de la conjonctive pratiquée sur le côté interne de l'œil. J'avais choisi ce côté, parce que j'avais trouvé la paroi interne, plus souvent que l'autre, le siège d'exostoses. Lorsque le doigt fut passé derrière l'œil, il rencontra au fond de l'orbite une tumeur si intimement unie au nerf optique qu'on ne pouvait pas l'en séparer. L'œil et la tumeur furent enlevés ensemble; le nerf optique fut coupé tout près du trou optique. Guérison au bout de 15 jours.

La tumeur était solide, arrondie, d'un tiers moins grosse que l'œil. Elle était séparée du globe oculaire par une portion saine du nerf optique, longue d'un peu plus d'un demi-pouce. Cette portion du nerf, située entre le globe et la tumeur, est recourbée de telle façon que les deux corps (l'œil et la tumeur) paraissent en contact.

Sauf un léger épaississement, la gaine durale passe sans changement sur la tumeur, mais les fibres lâches de l'espace intervaginal sont énormément augmentées aux environs de l'entrée du nerf dans la tumeur. On y trouve beaucoup plus de noyaux que normalement. Au niveau du centre de la tumeur, elles sont graduellement remplacées par un tissu imparfaitement fibrillaire contenant de nombreuses cellules dont la plupart sont petites de 5 μ de diamètre, légèrement allongées avec un très petit noyau. On y trouve toutes les grandeurs jusqu'aux plus grandes qui ont environ 2 μ, oblongues, un peu allongées à leur extrémité, beaucoup de noyaux très petits et de nombreuses granulations. La gaine piale et les fibres nerveuses se perdent insensiblement en approchant du centre de la tumeur.

Le néoplasme semble être un sarcome né de l'espace intervaginal, très probablement des cellules nucléées qu'on trouve sur les fibres qui traversent cet espace.

Observation XLVIII

Veron. — Recueil d'ophtalmogie. Paris, 1883.

Myxo-fibrome du nerf optique.

Il s'agit d'un jeune Arabe âgé de 18 ans. Sa maladie a débuté par l'exophtalmie il y a trois ans et quelques douleurs qui ensuite ont augmenté avec les progrès de l'exophtalmos. La vue a diminué graduellement jusqu'à abolition complète.

Etat actuel. — Exophtalmos très fort; l'œil est aux 3/4 sorti de l'orbite. Rapprochement incomplet des paupières. Légère déviation de l'œil en dehors. La mobilité musculaire est diminuée mais conservée. Difficulté des mouvements en dedans et en haut. Milieux de l'œil transparents. Conjonctive injectée, cornée intacte.

L'examen ophtalmoscopique dénote une forte hypermétropie et une atrophie simple de la papille, sans névrite. Les veines ne sont pas tortueuses, les artères ne sont pas oblitérées.

Le doigt enfoncé au-dessous de l'arcade sourcilière, sent une tumeur cylindrique qui paraît entourer le nerf optique. Cette tumeur est assez résistante, lisse, unie, mobile avec le globe de l'œil, non adhérente aux parois de l'orbite, sans souffle ni battements. Rien du côté de la voûte osseuse de l'orbite ; aucune lésion de voisinage.

Diagnostic : tumeur du nerf optique.

Opération. — Enucléation de l'œil et extirpation de la tumeur.

Le nerf optique est coupé tout près du trou optique. Guérison au bout de 15 jours.

Examen de la tumeur. – La tumeur avait la forme d'une vessie natatoire de poisson, c'est-à-dire ovoïde ; elle occupe toute la longueur du nerf optique et mesure 0,05 centim. dans son diamètre antéro-postérieur et 0,03 dans son plus grand diamètre vertical. Elle pèse 22 grammes. Sa surface est lisse, sa couleur gris rosé, sa consistance dure et élastique ; c'est à peu près la consistance d'un testicule.

A la section de la tumeur au niveau de son pédicule on constate une première enveloppe fibreuse, c'est la gaine externe du nerf optique ; puis on touche sur une deuxième gaine qui est également lisse ; on l'incise également, et on arrive sur un tissu comme pulpeux, jaune fauve, ayant un peu l'apparence des muscles lisses. Au bout de la tumeur on ne reconnaît pas du tout l'apparence du nerf optique qui est complètement transformé en un tissu nouveau.

L'examen histologique de ce tissu néoplasique a donné ce qui suit :

La tumeur est un myxome. Les éléments de nouvelle formation occupent le tissu inter-fasciculaire et se sont eux-mêmes infiltrés dans les faisceaux entre les tubes nerveux qui sont dissociés soit un à un, soit par groupes de 8 à 10 et plus. Les tubes eux-mêmes tout noyés qu'ils sont dans le tissu néoplasique sont conservés en majeure partie, néanmoins, il y a des ilots entiers où on n'en trouve plus trace, soit que le tissu nouveau les ait atrophiés, soit que la prolifération des éléments nouveaux ait pris une trop grande extension entre les tubes voisins. Il est à remarquer que c'est à la périphérie, directement sous la membrane de l'enveloppe que l'on trouve le plus de faisceaux nerveux à peu près intacts, d'où il est permis de conjecturer que le processus a débuté dans l'épaisseur du nerf dans le tissu conjonctif inter-fasciculaire.

La tumeur est loin d'être formée de tissu muqueux puisque celui-ci n'est représenté que par endroits où l'on trouve des amas de grandes cellules pâles à noyau allongé, à nombreux prolongements anastomosés avec les cellules voisines. Dans les territoires plus étendus que les précédents, les cellules sont plongées dans un fin ré iculum formé de fibrilles extrêmement fines entre-croisées dans tous les sens. Dans d'autres places, enfin, on a du tissu conjonctif fasciculé adulte. Le tissu embryonnaire d'où ont émané probablement par transformations successives ces divers âges du tissu conjonctif, n'est pour ainsi dire plus représenté; on ne le retrouve que sur un petit coin d'une préparation. Tout le tissu néoplasique est parcouru par des vaisseaux larges à parois propres qui forment des flexuosités et cheminent parfois par groupes de trois ou quatre.

En résumé, nous avons affaire à un myxome de date ancienne en voie de transformation fibreuse.

Observation XLI (Trad. inédite)

Johnson. — Archiv. of ophtalmologie. New-York, 1885, XIV, 151-160.

Myxo-sarcome du nerf optique avec dégénérescence hyaline.

Petite fille de 12 ans examinée, pour la première fois, le 14 août 1883. Elle est robuste, de bonne santé, très bien constituée, avec de bons antécédents héréditaires. Exophtalmie de l'œil gauche de 13 millimètres. De temps en temps, paraît-il, l'œil est poussé en dehors de la fente palpébrale et sort entièrement de l'orbite. Paupière inférieure renversée, très épaissie. Les paupières ne peuvent pas se rejoindre. La cornée est nuageuse, mais encore sensible. Pupille modérément dilatée, ne se contracte que faiblement à la lumière. Mobilité de l'œil conservée dans toutes les directions excepté en bas. A la palpation, on sent derrière le globe une tumeur paraissant occuper toute la cavité orbitaire, plus étendue en dehors et en bas. L'œil est aplati d'arrière en avant et il est déplacé en haut et en dedans. Avec le doigt, on sent distinctement que la tumeur est formée de plusieurs lobules de la grosseur d'un pois. Elle est molle et élastique. Ni pulsations, ni bruits vasculaires.

A l'ophtalmoscope, la papille est rosée ; les vaisseaux rétiniens sont aminci et au niveau de la macula, on voit deux ou trois petits points d'atrophie choroïdienne, gros comme une tête d'épingle. A l'image droite, on voit que la papille est blanche et diminuée de volume.

Histoire du malade. — Quand l'enfant avait 6 ans, on s'aperçut que son œil gauche, proéminait plus que le droit. 6 mois après, on découvrait que l'œil était aveugle. Pendant 5 ans, pas de douleurs, mais depuis un an, quelques souffrances du côté de l'œil et de la tempe correspondante. Ces symptômes, ainsi que quelques vestiges, ont subi des alternatives de croissance et d'arrêt. Le diagnostic fut : tumeur du nerf optique. On décida l'énucléation.

Opération, 2 septembre 1883. On pensa d'abord à l'extirpation sans énucléation, mais devant le volume de la tumeur cette idée fut abandonnée. On arriva facilement sur la tumeur placée derrière une grande quantité de graisse (qui explique probablement la sensation de lobules à la palpation). La tumeur était solide, oblongue et remplissait presque entièrement l'orbite. Pendant l'opération, la gaine du nerf qui était distendue par un liquide clair à son union avec le globe, fut ponctionnée et une sérosité jaunâtre s'en écoula. On voit que la tumeur s'étend jusqu'au trou optique. Dans le but de l'enlever complètement, on passe un fil à travers afin de tirer sur elle et la sectionner en arrière. Ces efforts considérables amenèrent une hémorrhagie abondante qui s'arrêta difficilement. Pendant l'opération, perforation du plancher de l'orbite très aminci par la pression de la tumeur. Trou optique, élargi au point de laisser passer facilement les extrémités de l'index.

Suppuration abondante. Guérison au bout de 48 jours.

L'enfant se représente le 1er mai 1885, il est maintenant âgé de 14 ans, en très bonne santé. Pas de douleurs. Porte un œil de verre, rien n'indique la possibilité d'une récidive.

Examen de la tumeur, par le Docteur Prudden, après séjour dans la liqueur de Muller et l'alcool.

Tumeur irrégulière, ovoïde, un peu aplatie latéralement, 35 millimètres de long, sur 20 millimètres de large. Légèrement mamelonnée et complètement entourée d'une gaine connective, dense, épaisse, qui se continue en avant avec la sclérotique et qui est évidemment la gaine externe distendue ; celle-ci est faiblement adhérente au tissu de la tumeur. De l'extrémité antérieure et en pointe de la tumeur, émerge le nerf optique qui est un peu plus mince que normalement et légèrement aplati. Entre la tumeur et le globe, le nerf a environ 1 centimètre et il est courbe. Par une coupe longitudinale de la tumeur, on voit en son milieu, mais un peu en dehors de son axe, un cordon longitudinal, strié, de 8 millimètres d'épaisseur, plus dense que le reste de la tumeur et à contours bien séparés du reste du néoplasme. C'est évidemment le nerf optique élargi. La tumeur qui entoure le nerf optique épaissi et qui occupe l'espace compris entre lui et la gaine externe est translucide et paraît formée de masses et de faisceaux enchevêtrés de tissu mou. (Le reste de l'observation se trouve page 37).

Observation L (Résumée)

Critchett. — Med. Times and gaz. In 1832 (Demarquay.)

Tumeur fibreuse de l'orbite.

Jeune homme de 28 ans. Depuis quinze mois exophtalmie considérable avec déviation du globe ; conservation de la vue. Pas de douleur.

Opération. — Extirpation de la tumeur sans énucléation. La tumeur paraissait adhérente à la gaine du nerf optique. Elle contenait dans sa substance de nombreuses particules osseuses et des kystes. Suppuration abondante pendant quinze jours. Guérison complète. Vision intacte.

Observation LI

Mackenzie. — Traité des maladies des yeux.

Tumeur fibreuse du nerf optique.

Jeune femme adulte. Depuis deux ans exophtalmie considérable et altération rapide de la vue.

Extirpation de la tumeur et énucléation. Tumeur dure entourant complètement le nerf optique. Plus grosse que l'œil, située immédiatement derrière lui. Guérison. Vingt mois après l'opération pas de récidive.

Observation LII

Scarpa. — Annoté par Rognetta. (In Demarquay.)

Tumeur du nerf optique.

Jeune homme. Exophtalmie descendante ; tumeur intra-orbitaire appréciable à la paupière supérieure. Ablation en conservant le globe et l'œil. Guérison. La dissection de cette tumeur montra une masse bosselée, du volume d'une noix, à tissu lardacé ou squirrho-cancéreux ayant une forme granuleuse comme la substance du foie et ramollie sur plusieurs points. La tumeur émanait de la gaine du nerf optique et se prolongeait entre les muscles releveurs de la paupière et droit supérieur.

Observation LIII (Trad. inédite)

Peabody. — The medical record. Février 1883.

Sarcome du nerf optique.

Le malade était à l'hôpital de New-York depuis trois semaines et se plaignait d'un malaise général, de défaut d'appétit et de sommeil et d'inaptitude au travail. Il resta dans un état d'apathie qui dura dix jours puis les symptômes d'un trouble cérébral devinrent bien prononcés. Il mourut avec le diagnostic de méningite basé sur son histoire clinique. A l'autopsie on trouva de la méningite et une congestion intense et deux petits dépôts de pus mais qui n'étaient ni l'un ni l'autre assez étendus pour qu'on pût être certain de leur existence à l'œil nu. En outre, on trouva une petite tumeur sur le nerf optique grosse environ comme la moitié d'un petit pois français. La tumeur avait des caractères nettement fibreux mais entre les fibres du nerf optique lui-même, il y avait une couche épaisse de petites cellules rondes et dans le stroma, de gros vaisseaux remplis de sang. Je pensai que cette tumeur sarcomateuse du nerf optique avait causé la méningite. Elle existait probablement depuis quelque temps, mais elle était trop petite pour manifester sa présence mécaniquement.

Observation LIV (Trad. inédite)

Neumann. — Arch. fur Heilkunde, XIII, S. 310. — Rapporté par Knapp, in Transactions of the International medical congress. — Philadelphia. Septembre 1876.

Psammome du nerf optique.

Le malade est âgé de 20 ans; il souffre de migraine depuis six ans et il a remarqué la protrusion de l'œil depuis trois ans.

Les mouvements de l'œil sont conservés; ils sont seulement un peu limités en haut. La vision est presque normale. Par la palpation on trouve une tumeur solide, immobile, en arrière du globe. Le docteur Jacobson de Kœnigsberg enleva la tumeur et le globe. La tumeur avait une longueur de 3/4 de pouce; la grosseur d'une noix; elle entourait le nerf optique qui la traversait librement. Le néoplasme était en connexion avec la gaine externe qui sur une coupe présentait l'aspect d'une ligne blanche. La gaine interne était lisse et luisante. Dans l'espace intervaginal on voyait des filaments délicats tendus entre les deux gaines qui tenaient le nerf éloigné de la tumeur.

L'examen microscopique démontra une structure en partie compacte, en partie alvéolaire. La partie alvéolaire avait un stroma ressemblant à celui du cancer; il renfermait des amas de cellules fusiformes en couches concentriques. Le centre de plusieurs cellules était incrusté. Une étude approfondie de ces préparations montra que ces éléments fusiformes étaient des cellules endothéliales aplaties. La partie compacte était formée de fibrilles grossières renfermant çà et là de nombreux amas de cellules sarcomateuses. Autour de la tumeur, du tissu adipeux.

Neumann désigna la tumeur sous le nom de psammome se basant sur les incrustations calcaires de la partie alvéolaire de la tumeur.

Observation LV (Trad. inédite)

Krohn — In Zeh. Klin. Mon. 1872, S. 103-108. Rapporté par Knapp, in Transactions of the International medical congress, Philadelphie, Septembre, 1876.

Cancer du nerf optique.

Une femme mariée âgée de 30 ans, avait une tumeur de la grosseur du poing dans le côté droit de l'abdomen. Elle avait commencé à apparaître six mois avant avec une douleur en ce point et avait été suivie d'un état général de débilité, d'émaciation, de migraine, de vomissements et d'une perte graduelle de la vue des deux yeux. Une tumeur s'était aussi développée dans le côté gauche de l'abdomen. Six mois après le début la malade était aveugle : il y avait atrophie de la papille et quelques hémorrhagies de la rétine. La malade mourut 8 mois après le début de la maladie.

L'autopsie montra des tumeurs carcinomateuses des deux ovaires ; tous les autres viscères étaient normaux ; la cavité crânienne en particulier ne contenait pas de néoplasme. Il y avait une petite tumeur sur chaque nerf optique près de la sclérotique. Cette tumeur était produite par un tissu formé dans l'espace intervaginal constitué par des cellules rondes et polygonales ayant l'arrangement d'un cancer. La même espèce de cellules traversait la gaine interne, infiltrait le tissu connectif interfasciculaire et entourait en grand nombre les vaisseaux centraux. Ces éléments s'étendaient dans le nerf et l'espace intervaginal jusqu'à la lame criblée mais n'entraient pas dans l'œil. A l'autre extrémité on pouvait les suivre un peu au-delà du trou optique. L'extrémité intra-oculaire du nerf optique était infiltrée de corps lymphoïdes.

Observation LVI

Parisotti et Despagnet. — Recueil d'ophtalmologie, Paris, 1884.

Fibrome du nerf optique.

Mademoiselle A. F., de Bernon (Aube), est âgée de trente et un ans. Toujours bien portante, sans être d'une constitution très vigoureuse, elle n'a à son actif, comme antécédent morbide, qu'une fièvre typhoïde, déclarée il y a vingt ans. Pendant la convalescence de cette fièvre, survint un bouton dans la paupière supérieure de l'œil droit, bouton qui vraisemblablement dût être un orgelet, car il provoqua des douleurs très violentes, la paupière devint fortement œdématiée et l'œdème gagna les parties voisines de l'œil. Ces phénomènes durèrent huit jours environ. Ce fut alors d'après ce que nous raconte la malade, que l'œil correspondant dont l'aspect extérieur avait été normal jusque-là, devint légèrement proéminent, et cette proéminence continua à augmenter progressivement d'une manière extrêmement lente, mais cependant appréciable.

Amaurose complète de cet œil ; la malade ne sait pas depuis combien de temps, s'en étant aperçu par hasard. Exophtalmie lente et progressive. Jamais de douleurs orbitaires ; seulement quelques névralgies frontales et temporales.

Pas d'antécédents personnels ni héréditaires à noter. Pas de syphilis. Etat actuel 22 octobre 1884. Exophtalmie droite très prononcée. La cornée et les milieux réfringents sont transparents. La pupille a les mêmes dimensions que sa congénère, elle ne réagit point sous l'influence de la lumière. Léger épiphora. Bourrelet jaunâtre dans le cul-de-sac conjonctival inférieur. Tonus normal. Le globe ne peut être refoulé en arrière. Pression non douloureuse.

En promenant le doigt profondément dans le sinus orbitaire on sent une masse volumineuse, dure ovoïde, faisant en quelque sort immédiatement suite au globe avec lequel elle semble soudée, et remplissant la cavité postérieure de l'orbite. Derrière la partie externe du rebord orbitaire supérieur, le doigt rencontre une petite nodosité, de forme ovalaire, qui, par sa consistance et la facilité avec laquelle elle glisse sous le doigt, fait songer à un ganglion lymphatique engorgé.

Œil droit fortement hypermétrope : 5 dioptries environ. Œil gauche emmétrope. Pupille complètement atrophiée. Coloration blanche nacrée ; ses bords assez réguliers sont légèrement diffus mais ne forment aucun relief. Vaisseaux normaux.

V. — O. L'œil a conservé tous ses mouvements mais son excursion n'est pas aussi complète qu'à l'état normal horizontalement tant à droite qu'à gauche.

Plus que jamais le globe est sujet à des inflammations répétées, à tel point que la conjonctivite est presque permanente. Le larmoiement est devenu plus intense. Diagnostic : Tumeur du nerf optique.

... En présence, d'une part, des phénomènes inflammatoires à répétition, de la perte totale de la vision, et de l'aspect désagréable que donnait à la malada cette forte exophtalmie, et, d'autre part, de l'évolution lente de la tumeur et de l'absence complète de phénomènes généraux, notre maître, M. Galezowski, propose simplement l'énucléation, se réservant de modifier sa façon d'agir pendant l'opération si les circonstances le commandaient, ou dans le cas contraire remettant à plus tard l'extirpation de la néoplasie en recommandant toutefois à la malade de venir assez souvent se présenter à la consultation pour qu'on put surveiller l'évolution de toute manifestation nouvelle et agir en conséquence. La malade accepte cette proposition et l'énucléation est pratiquée par les procédés ordinaires le 27 octobre 1884. Tout se passa très régulièrement et on se contenta d'enlever avec l'œil la partie antérieure de la tumeur adhérente au nerf optique afin de pouvoir en pratiquer l'analyse histologique.

Mlle A.. F..., rentre dans le départenent de l'Aube, le 18 novembre 1884, c'est-à-dire trois semaines après l'énucléation. Elle reprend ses occupations, sans remarquer rien de particulier ni dans l'état de son orbite ni dans son état général. Au commencement de février 1885, elle écrit à une de ses amies à Paris que la tumeur a sensiblement augmenté de volume, qu'elle est beaucoup plus proéminente et que manifestement elle pousse déjà les paupières en avant. Néanmoins elle n'éprouve aucune douleur ni dans l'orbite, ni dans la région péri-orbitaire, et son état général est bon. L'amie nous communique cette lettre et nous lui disons qu'il faudra très probablement enlever tout le néoplasme pour éviter les accidents généraux. Quinze jours après, la malade revient à Paris un peu effrayée par la progression constante suivie par le développement de la tumeur après l'énucléation. En effet, nous constatons son accroissement en avant.

Sur les instances de la malade qui veut absolument profiter de son voyage à Paris pour se faire opérer, nous la faisons rentrer dans un hôpital où quelques jours après, on pratique l'ablation de la tumeur et l'exentération de l'orbite. Tout se passe régulièrement et on fait un pansement simple sans cautérisation. Dès le lendemain se déclarent des phénomènes généraux très graves et la malade succombe le 2e jour après l'opération. (Le reste de l'observation se trouve résumé page 44).

Observation LVII (Trad. inéd. par le Dr Aschman, de New-York)

Lidell. — New-York Journal, 1866.

Névrome du nerf optique.

Une jeune femme de 20 ans se présente en juillet 1858. Une grande tumeur rouge et charnue remplit l'orbite gauche et couvre la joue jusqu'au niveau des narines.

Histoire. — En 1850, après une parotidite, gonflement des paupières de l'œil gauche; cet état dura pendant trois mois. Quatre ou cinq mois après, la malade remarquait que la vision du même œil était obscurcie et en automne de la même année, elle ne distinguait guère le jour de la nuit. Pendant tout ce temps, pas de mouches volantes, pas de point lumineux. Œil droit normal. Maintenant il se produisait de l'exophtalmie; la perception de la lumière disparaissait complètement et en juin 1853 les paupières ne pouvaient plus recouvrir le globe oculaire. A la suite d'une longue course au soleil, il se déclara une conjonctivite avec gonflement douloureux des paupières et au bout de quinze jours, une rupture de la cornée donnant de l'humeur aqueuse et du pus. Les douleurs disparurent pour quelque temps, mais la tumeur s'agrandit tellement qu'elle produisait des douleurs névralgiques par pression sur les nerfs sus et sous-orbitaires. Maintenant (1858), ces paroxysmes de douleurs sont fréquents et très douloureux. La santé générale de la malade a baissé. Surdité partielle de l'oreille gauche. Pas de maladies héréditaires dans la famille.

État actuel. — Une tumeur remplit complètement l'orbite gauche et descend jusqu'au niveau des narines. Elle est recouverte par une conjonctive enflammée, granuleuse et épaissie. Les contours de l'orbite sont bien définis, mais on voit distinctement une augmentation de sa cavité dans les diamètres perpendiculaires et horizontaux. La tumeur même, molle et élastique paraît légèrement mobile dans l'orbite dont les parois sont normales. Diagnostic : tumeur bénigne des parties molles rétro bulbaires.

L'exentération de l'orbite est conseillée à la malade. Elle subit l'opération le 30 octobre 1858 et la supporte bien malgré une hémorrhagie assez forte. 14 mois après, elle se porte bien ; pas de récidive.

La tumeur extirpée est recouverte d'une capsule lisse sur laquelle on voit les muscles oculaires et quelques branches de la troisième paire. Les muscles sont allongés et amincis. Au-dessous on trouve la véritable capsule de la tumeur formée par la gaine du nerf optique. La tumeur même est un névrome du nerf optique, de la grandeur et de la forme d'un œuf d'oie. Sur une section, on voit un tissu fibreux d'une couleur rouge jaunâtre. Malheureusement un examen microscopique n'a pu être fait.

Cinq ans après l'opération, la femme est en excellente santé sans récidive.

Observation LVIII (Trad. inédite)

Reich. — Zur. path. des Sechnerven. — Arch. f. opht. xxii, 1, p. 103-110.

Endothéliome du nerf optique.

Le 29 novembre 1874 un enfant de 12 ans est amené à la clinique du baron Willie. Fort peu de renseignements sur les antécédents, Pupille de l'œil droit très dilatée, synéchies postérieures. Derrière le cristallin on voit une masse diffuse jaunâtre, rougeâtre en quelques endroits et à la périphérie du côté interne très amincie et sillonnée de vaisseaux. V = O. O, — C. 6, normal.

Enucléation le 3 décembre.

Le globe oculaire était normal extérieurement.

Après un séjour de l'œil dans la liqueur de Muller et l'alcool, on fait des coupes horizontales comprenant la cornée et le nerf optique. Décollement infundibuliforme de la rétine et de la choroïde à la partie antérieure. Le diamètre du tronc du nerf optique est de 9 milimètres.

Dans l'espace intervaginal on voit des éléments ronds de grosseur différente qui entourent complètement le nerf.

Dans le nerf, pas de traces de fibres nerveuses normales. On voit au milieu du tissu conjonctif des noyaux très fins à peine colorés par le carmin.

Les tractus de l'espace intervaginal et du nerf qui à l'œil nu paraissaient homogènes et sans structure étaient formés, au microscope, de cellules et de petites masses granuleuses excessivement fines. Les masses granuleuses étaient au centre et les cellules plutôt à la périphérie. Ce sont des cellules épithéliales transformées par suite de mauvaise nutrition ou de compression en masses granuleuses.

Dans l'espace intervaginal on trouve des traînées de cellules endothéliales plates qui contiennent plus ou moins de protoplasma.

Observation LIX (Résumé)

Armaignac. — *Journal de médecine* de Bordeaux, 1878.

Encéphaloïde de la rétine et du nerf optique.

Petite fille de 26 mois. Il y a dix mois, la pupille est devenue blanchâtre et l'œil a commencé à augmenter de volume. Œil dur, très proéminent. Cornée aplatie, ulcérée au centre. Au devant de la cornée, à la partie supérieure du globe, à environ 3 millimètres du bord cornéen, champignon blanchâtre exubérant, ayant l'aspect de bourgeons charnus pâles.

Opération. — Récidive au bout d'un mois. Nouvelle opération, puis nouvelle récidive. Cette fois l'opération est jugée inutile.

Description macroscopique. —Tumeur formée de tissu blanc, lardacé, assez dur, sans traces de vaisseaux ni de pigment et donnant par le raclage un suc assez abondant. Elle entoure le nerf optique et le pôle postérieur de l'œil; elle adhère à la sclérotique, mais on ne la perfore pas. Pénètre dans l'œil par l'intermédiaire du nerf optique. Le nerf optique est dur, considérablement hypertrophié, adhérent à la tumeur externe et semble se terminer en pointe dans la portion intra oculaire de la tumeur qui lui forme une espèce de tête. La choroïde paraît saine ou à peu près. Le corps ciliaire et l'iris sont considérablement augmentés de volume et forment une masse noire compacte. La choroïde est séparée de la sclérotique par le prolongement intra-oculaire de la tumeur et forme une poche au centre de l'œil. Elle est remplie par une certaine quantité de matière granuleuse jaunâtre, d'aspect caséeux, paraissant être les débris du corps vitré et de la rétine, mais offrant au microcoscope les mêmes éléments que la tumeur; au centre de cette substance on trouve un tissu jaune assez consistant.

Examen microscopique. — Suc provenant du raclage. Cellules la plupart sans noyau apparent, recouvertes de fines granulations noires et présentant des formes très irrégulières se rapprochant plus ou moins de la forme sphérique, ovoïde et polyédrique irrégulière. Parmi ces cellules, dont le volume variait de 6 à 7 µ jusqu'à 14 µ, on voyait une grande quantité de noyaux libres de 3 à 7 µ de diamètre et de granulations noires. Un grand nombre de noyaux offraient un centre brillant comme les noyaux de la rétine. La plus grande partie des cellules offrait en moyenne une fois et demie le volume d'un globule sanguin, c'est-à-dire 10 ou 11 µ de diamètre. Tous ces éléments, cellules et noyaux et granulations pigmentaires, étaient faiblement unis entre eux et semblaient baignés dans un liquide granuleux.

La cornée elle-même est infiltrée de cellules et la choroïde se trouve dans le même état. La masse jaunâtre grenue, d'apparence caséeuse, qui occupe la place de la rétine et du corps vitré, est formée absolument des mêmes éléments que le reste de la tumeur.

Observation LX

Tillaux. — Leçon clinique recueillie par M. Guillet. — *Gazette des Hôpitaux*, 17 février 1887.

Tumeur primitive du nerf optique.

Homme de 40 ans, instituteur, bons antécédents de famille. La mère est morte à 76 ans, son père à 80. Toutefois, ce dernier aurait eu, à l'âge de 51 ans, une tumeur du sein gauche qui aurait été opérée deux fois et que les médecins avaient regardée comme une tumeur cancéreuse. Notre malade a deux frères et deux sœurs qui sont en bonne santé; l'une de ses sœurs, cependant, est atteinte d'une affection utérine depuis sept ou huit ans. Lui-même s'est toujours bien porté; il n'a point eu la syphilis et n'a pas autrefois souffert des yeux.

Il y a dix-huit mois, il ressentit des douleurs assez vives siégeant autour de l'orbite gauche et s'irradiant en arrière vers le côté correspondant du crâne; en même temps, il remarque que l'œil gauche devenait un peu proéminent et il eut des troubles de la vision. Quand il lisait, les lettres lui paraissaient entourées d'une auréole rouge et les douleurs devenaient plus intenses. Ces trois signes : douleurs circumorbitaires, légère saillie de l'œil gauche, troubles de la vision, apparurent simultanément et s'établirent lentement, progressivement. Ces phénomènes persistèrent pendant quatre mois environ, puis, sans raison apparente, ces accidents diminuèrent et il y eut une rémission de huit mois.

Mais au mois de mai dernier, les douleurs devinrent beaucoup plus vives; l'exophtalmie de l'œil gauche s'accusa et le malade fut atteint d'une cécité complète.

Notre malade, très inquiet de ces accidents, alla consulter alors M. Mangin, oculiste de Caen, et M. Notta, qui constatèrent que l'œil était perdu et adressèrent leur client à M. Galezowski. Ce dernier reconnut à l'ophtalmoscope une névrite optique, diagnostiqua une tumeur de l'orbite et soumit le malade à un traitement spécifique dans l'hypothèse d'une lésion syphilitique Mais ce traitement n'eut aucun résultat; pendant six semaines l'affection resta stationnaire; aussi, M. Galezowsky pensant qu'il fallait intervenir d'une façon radicale, m'adressa-t-il ce malade, qui est entré dans mon service le 1er décembre dernier.

Voici ce que nous a révélé un examen attentif.

L'œil gauche fait une saillie très considérable; il est presque entièrement sorti de l'orbite. La paupière supérieure est fortement repoussée en avant; elle est légèrement œdématiée et lisse par sa face profonde, au-dessous de laquelle il est facile d'introduire un stylet. La paupière inférieure a disparu; elle est dissimulée derrière le globe de l'œil, et il faut la relever pour l'apercevoir. Sur le globe on reconnait aisément la cornée recouverte dans sa moitié supérieure, par la paupière correspondante. Au-dessous de la cornée existe une tuméfaction rosée qui recouvre tout le segment inférieur de l'orbite et qui est constituée par un chémosis très accentué.

La cornée est aujourd'hui presque privée de transparence, surtout dans sa partie inférieure qui reste exposée à l'air; cette opacité était moins accusée ces jours-ci, ce qui nous a permis de faire l'examen de l'œil à l'éclairage oblique; cet examen nous a appris que la chambre antérieure était intacte et que l'iris était dilaté et absolument immobile.

L'*examen ophtalmoscopique* a révélé à M. Galezowski l'existence d'une névrite optique, sans aucune autre altération appréciable.

Le globe de l'œil présente une consistance à peu près normale ; il est peut-être un peu plus ferme que l'œil droit; mais la différence est peu marquée. La cornée est très sensible quoique altérée dans sa texture, car elle offre, outre son défaut de transparence, de petites érosions superficielles; le malade accuse une douleur très nette quand on la touche avec l'extrémité d'un stylet.

L'œil a gardé en partie sa mobilité; mais les mouvements sont restreints. Amaurose absolue.

Le malade souffre beaucoup; il passe des nuits terribles. Ces douleurs semblent siéger dans le fond de l'orbite, d'où elles s'irradient vers le crâne.

L'œil droit est normal; sa vision est intacte; mais, phénomène bizarre, l'impression des rayons lumineux sur cet œil sain provoque des douleurs très violentes dans l'œil gauche, à tel point que le malade pour éviter ces douleurs, est obligé de tenir l'œil droit fermé.

Voilà les signes locaux, physiques et physiologiques que nous avons constatés; les parties voisines ne présentent rien d'appréciable; il n'existe aucune déformation du côté du sinus maxillaire, rien du côté des fosses nasales, rien enfin du côté de la fosse temporale. La sensibilité de ces régions est conservée.

Il n'y a pas d'engorgement ganglionnaire; les lésions paraissent donc limitées à la cavité orbitaire; mais le malade a maigri depuis quelque temps.

Diagnostic. — Tumeur primitive cancéreuse ou sarcomateuse du nerf optique.

Opération. — Enucléation et extirpation de la tumeur.

Légère suppuration. Quelques fourmillements dans le bras droit. Quelques maux de tête: état général bon; guérison au bout d'un mois. Les douleurs ont disparu après l'opération.

Le diagnostic a été confirmé en tous points par l'examen anatomique : il n'y avait rien du côté du globe de l'œil, les parois orbitaires étaient normales, mais le nerf optique était le siège d'une tumeur présentant les caractères suivants : à son entrée dans le globe de l'œil le nerf offrait un volume un peu plus considérable qu'à l'état normal; un centimètre plus loin, il était élargi et l'on remarquait sur son trajet une tumeur molle un peu noirâtre qui avait détruit les éléments nerveux. Cette tumeur avait le volume d'une noisette et présentait à la coupe des dépôts de pigment noir, qu'on retrouvait jusqu'au niveau du globe oculaire. En arrière, cette tumeur devait se prolonger sur le trajet du nerf dans l'intérieur du crâne, car la section, qui avait porté aussi loin que possible, immédiatement en avant du trou optique, passait en pleine tumeur. (Le reste de l'observation se trouve page 42.)

Observation LXI (Inédite)

Communiquée par M. le professeur Panas.

Tumeur du nerf optique.

Homme de 59 ans, de santé délicate mais sans diathèse. Pas de syphilis. Pas de traumatisme.

Il y a 6 ans, la vue a commencé à baisser progressivement de l'œil droit, sans douleur. Exorbitis moyenne rappelant celle du goître exophtalmique. La mobilité de l'œil est restreinte mais également partout. La papille est absolument blanche avec conservation des vaisseaux. Le doigt sent à peine une petite masse profondément derrière le globe et seulement en haut.

Opération. — Le globe est enlevé le premier, puis la tumeur qui avait le volume d'une amande et s'étendait jusqu'au trou optique. Tout ce qui paraissait suspect fut arraché avec la pince à plusieurs reprises. C'est alors que le nerf sus-orbitaire s'est trouvé intéressé comme aussi le nerf de l'élévateur palpébral et qu'il en est résulté une analgesie du front qui subsiste encore ainsi qu'un ptosis avec œdème de la paupière supérieure aujourd'hui dissipés.

Pansement antiseptique. Guérison rapide sans suppuration. Le cinquième jour le malade se levait pour recevoir ses amis. Pas de récidive.

Examen de la tumeur. — La tumeur a dû être très petite ou bien morcelée pendant l'opération car il n'a pu en être retiré qu'une parcelle pour l'examen microscopique.

Sur toutes les coupes on trouve à peu près le même aspect. Nulle part on ne trouve de traces de nerf.

Partout on trouve un grand nombre de corps cellulaires à contours assez variés à noyau assez volumineux accolés les uns aux autres sans interposition de tissu apparent.

Quelques-unes de ces cellules sont larges et présentent plusieurs noyaux comme celles des tumeurs à myéloplaxes. Très peu de vaisseaux. Peu de tissu conjonctif. Les cellules forment des îlots comme si elles avaient formé ces travées qu'on aurait coupées transversalement et dont on verrait la section.

Qu'est devenu le nerf? On peut faire à ce sujet deux hypothèses.: ou bien le nerf a été complètement détruit par la tumeur, ou bien le néoplasme siégeait exclusivement au niveau de la gaine et la tumeur a pu être morcelée pendant l'opération et enlevée du nerf. C'est à cette dernière idée que nous nous rattacherions volontiers surtout à cause de la structure épithéliale de cette tumeur qui la rapproche des endothéliomes.

Observation LXII (Trad. inédite)

Vossius. — Rapportée dans *Philadelphie med. Times*, XVI, p. 46, 1885-86. — Extrait de : Berlin. Klin. Wochenschrift. March 30, 1885.

Myxo-sarcome du nerf optique.

La malade, domestique, âgée de 19 ans, avait une bonne vue antérieure des deux yeux. Cinq jours avant l'application du traitement, ses amis remarquèrent que la pupille gauche était plus large que la droite. Depuis une semaine elle avait des épistaxis qui s'étaient surtout exagérées à l'époque menstruelle. Pas de syphilis. Pas de gonflement des paupières. L'œil gauche était atteint d'exophtalmie et tourné en bas et en dehors. La pupille était dilatée, sans réaction à la lumière mais ayant conservé le réflexe accommodateur. Champ visuel conservé à la périphérie; elle comptait les doigts à huit pieds. Papille étranglée ; veines élargies et tortueuses. Artères très rétrécies. Plusieurs semaines après, la vision avait beaucoup diminué ; la papille était atrophiée. Un an après, l'œil était complètement amaurotique et l'exophtalmie avait augmenté. L'œil et la tumeur furent enlevés. La tumeur était un myxo-sarcome étendu de l'extrémité antérieure du nerf au trou optique. Elle avait une longueur de 37 millimètres.

La gaine externe du nerf était intacte, la gaine interne, le tissu intervaginal et le tissu interstitiel du nerf, mais surtout la gaine interne, étaient compris dans le processus anormal. Les fibres du nerf optique, pour la plupart, étaient complètement désintégrées ou atrophiées. En d'autres points on trouvait des fibres intactes à l'œil nu, on ne pouvait pas apercevoir le tronc nerveux sur une coupe longitudinale.

OBSERVATIONS RAPPORTÉES PAR DEMARQUAY

1° On trouve dans une thèse allemande de Schœffner, l'observation et le dessin d'un cas de dégénérescence cancéreuse du nerf optique : « In nostro quidem casu, in nervo optico, ubi per laminam scleroticæ cribrosam bulbum penetrat, focum parasiti fuisse et sectione probatur, ejusque imagine satis elucere videtur (1).

2° Scarpa, Wardrop, Saunders, Maunoir, Shayer, Eliason, Panizza, ont observé la même chose. Midlemore, Roux, ont recueilli des observations semblables.

3° Sur un malade dont l'histoire se trouve dans le journal de Schmidt et qui subit l'extirpation de l'œil pour un exophtalmos datant de deux années, exophtalmos qui avait paru sans douleurs et sans cause déterminée, on voit que l'affection s'était développée dans la substance du nerf optique. Le névrilème de celui-ci était très distendu et formait très manifestement l'enveloppe extérieure de la tumeur. Les milieux de l'œil étaient parfaitement sains et son volume apparent n'était dû qu'à la pression qu'il avait subie d'arrière en avant.

4° Dans le musée de M. Heaviside, dit Wardrop, il y a une préparation du nerf optique d'un œil amaurotique dans lequel une tumeur d'un volume considérable, s'élève du névrilème (2).

(1) *Recueil de thèses allemandes.* SCHŒFFNER.

(2) WARDROP. *Essays ou the morbid anatomy of the human eye*, t. II.

5° Dans un cas observé par Midlemore, la tumeur squirrheuse avait pris naissance dans la gaine du nerf optique (1).

6° Un enfant de 13 ans, d'une bonne constitution, présente depuis quatre ans, une exophtalmie actuellement considérable. La vision est abolie, quoique l'œil soit intact en apparence. Le globe oculaire fut enlevé en même temps que la tumeur et l'examen de la pièce fit voir derrière le globe une tumeur sphéroïdale rougeâtre lisse dans toute sa surface et embrassant le nerf optique qui est perdu dans son épaisseur. Le tissu de cette tumeur est mollasse, uniforme et comme gélatineux. L'impossibilité où l'on fut de retrouver aucune trace du nerf optique au centre ou à la périphérie de la tumeur fit admettre que celle-ci était constituée par une altération essentielle de ce nerf dont les divers éléments avaient subi une sorte de dégénérescence gélatiniforme (2).

(1) *Gazette médicale*, 1838.
(2) *Bulletin de thérapeutique*, 1844.

CONCLUSIONS

I. — Les tumeurs du nerf optique sont rares; nous n'avons pu en trouver dans la littérature médicale que 62 cas.

II. *a.* — Si, parmi ces observations, la plupart sont complètes au point de vue clinique, il n'en est pas de même au point de vue anatomo-pathologique. Beaucoup ont été mal étudiées ou ont reçu des dénominations arbitraires.

b. — L'un des caractères dominants de ces tumeurs, c'est d'être primitives, c'est-à-dire originaires du nerf optique lui-même ou de ses enveloppes et d'être parfaitement encapsulées. Ce sont les sarcomes, les myxomes et les myxo-sarcomes qui dominent; puis viennent les fibromes et les gliomes avec ou sans dégénérescence myxomateuse; enfin, les psammomes et les endothéliomes. Les myxomes purs sont rares. Une observation de squirrhe, trois observations de névromes nous ont paru fort douteuses; nous avons essayé de prouver que le premier pouvait se rattacher au sarcome ou à l'une de ses variétés; les trois autres au myxo-sarcome. Le névrome vrai paraît aussi rare ici que dans les autres régions.

c. — Ces tumeurs, suivant l'espèce, prennent naissance

soit dans le nerf lui-même, soit dans l'espace intervaginal, mais tôt ou tard, le néoplasme envahit la totalité du nerf, de sorte qu'à l'époque où l'on peut examiner ces tumeurs, il est difficile d'en reconnaître le point de départ.

d. — Les tubes nerveux sont presque toujours détruits au centre de la tumeur et seulement atrophiés aux extrémités. Les éléments du néoplasme se prolongent rarement jusque dans la papille.

e. — Lorsque la tumeur s'étend à la portion intracrânienne du nerf, il est probable, au moins dans le plus grand nombre de cas, qu'elle a débuté dans l'orbite et marché d'avant en arrière.

f. — Les lésions de voisinage sont peu importantes. Le globe oculaire n'est jamais envahi par la tumeur, à moins qu'on n'ait affaire à un gliome qui, d'ailleurs, le plus souvent, a pris naissance dans la rétine. L'œil peut être détruit, mais seulement par compression, lorsque la tumeur est très volumineuse. Lorsque ces tumeurs s'étendent dans la cavité crânienne, tantôt elles n'atteignent que le nerf optique du même côté, sans dépasser le chiasma; tantôt elles dépassent le chiasma et s'étendent à la substance cérébrale ; tantôt, enfin, elles atteignent également le nerf optique du même côté après s'être comme réfléchies au niveau à l'entrecroisement des deux nerfs.

III. — L'étiologie de ces tumeurs est obscure. Elles attaquent de préférence le jeune âge. Peut-être dans quelques cas sont-elles congénitales. Ni l'hérédité, ni le traumatisme ne semblent jouer aucun rôle.

IV. — Les principaux symptômes sont : l'exophtalmie plus ou moins directe, avec conservation relative des mouvements de l'œil ; la précocité des troubles visuels ; la rareté des douleurs et enfin la tumeur elle-même, quand la palpation peut la sentir.

V. — La marche et la durée sont variables et aucune règle ne peut être établie à leur sujet ; presque toutes ces tumeurs sont enlevées avant d'avoir atteint leur apogée. D'une façon générale, elles marchent vite au début et restent stationnaires ensuite.

VI. — Le diagnostic se base surtout sur la forme de l'exophtalmie, sur la précocité des troubles visuels et sur les signes ophtalmoscopiques.

VII. — Le pronostic est grave parce que ces tumeurs ont une tendance à gagner la portion intra-crânienne du nerf optique.

Etant bien encapsulées, elles ne se généralisent pas d'ordinaire, mais elles peuvent récidiver, surtout si l'extirpation n'a pas été complète.

VIII. — Il n'y a qu'un traitement : l'ablation de la tumeur qui devra être pratiquée le plus tôt possible pour éviter les progrès du néoplasme vers le crâne. Le plus souvent, l'œil devra être sacrifié, d'abord parce que l'extirpation sera plus facile et le pansement antiseptique plus complet, ensuite parce que l'œil laissé à sa place s'atrophie presque toujours.

INDEX BIBLIOGRAPHIQUE

ABADIE. — *Traité des maladies des yeux*. 2e édition, 1884.

ARMAIGNAC. — *Encéphaloïde de la rétine et du nerf optique*. Journal de médecine de Bordeaux, 1878, I, 104, 112, 120.

BARBOT. — *Etude sur le sarcome de l'orbite*. Thèse de Paris, 1877, n° 411.

BÉRARD. — *Recherches pratiques sur les tumeurs enkystées de l'orbite*. Annal. d'ocul., 1844.

BEYLIER. — *Des tumeurs intraorbitaires*. Thèse de Strasbourg, 1845, 2e série, n° 143.

BOGROS. — *Des tumeurs intraorbitaires*. Thèse de Paris, 1854, n° 171.

BOLL. — *Die histologie und histogenese der nervösen central organe*. Berlin, 1873.

BOYER. — *De l'exophtalmie*. Thèse de Paris, 1880, 4°, n° 413.

BRIÈRE. — *Gliomes de la rétine et de l'orbite*. Ann. d'ocul. Bruxelles, 1879, LXXXI, 35, 37.

BRUNS. — *Das Rankenneurom*. Wirch. arch. Bd. 50.

BULL. — *A contribution to the pathology of orbital tumors*. N. Y. med. J., 1881, XXXIII, 297-308.

BURNETT. — *Clinical contributions to the studay of retrobulbar affections of the optic nerve*. Am. J. opht. St-Louis 1885, II, 62-67

CARRON DE VILLARDS. — *Etudes path. et clin. sur les différentes espèces d'exophtalmie*. Ann. d'ocul., 1858, t. XL, p. 97.

CHARON. — *Tumeur cérébrale procédant de l'orbite*. Presse med. belge. Bruxelles 1879.

CHENANTAIS. — *Tumeur du nerf optique et de l'orbite*. Bull. Soc. anat. Nantes 1880, 48-52.

DEMARQUAY. — *Des tumeurs de l'orbite.* Thèse d'agrég. en chir., 1853, et Traité des tumeurs de l'orbite. Paris 1860.

DUFAIL. — *Des sarcomes de l'orbite et de leur traitement par l'extirpation des parties molles.* Thèse de Paris, 1882, 4°, n° 48.

DUGENET. — *Des tumeurs de l'orbite.* Th. de Paris, 1852, n° 157.

DUWEZ. — *Dict. encycl. des sc. méd.* Article Nerf optique, 2e série, t. XVI.

O'FERRALL. — *Rech. sur le diagn. et le trait. des tumeurs de l'orbite.* In Union medicale, t. II, p. 25 et 30, et Dublin Hosp. Gaz., t. II, p. 161 et 241.

FLEYS. — *Essai sur les signes et le diagnostic des tumeurs intraorbitaires.* Th. Paris, 1865, n° 173.

GALEZOWSKI. — *Traité des maladies des yeux.*

GOLDZIEHER. — *Graefe archiv.*, 1873.

V. GRÆFE. — *Zur asuislik der tumorem.* Arch. f. opht. Bd. X, I.

HIGGENS. — *Brit. med. Journal*, 18 octobre 1879.

HOWE. — *Post ocular tumor.* Med. rec. N.-Y., 1880, XVII, 517.

HUG. — *Essai sur les tumeurs du nerf optique.* Th. de Paris, 1882.

JACOBSON. — *Myxo-sarcome du nerf optique.* Arch. f. opht., Bd. X, Abt. II, p. 55.

JOHNSON. — *Arch. opht.*, N.-Y., 1885.

KNAPP. — *Transact. of the Amer. opht. Society*, 1879, S. 557.

KÜNACHOWICH. — *Med. Obozr.*, Moscou, 1885, XXIV, 293,295.

LEBERT. — *Traité des maladies cancéreuses* (Du cancer de l'œil). 1851, p. 840.

LEBER. — *Handbuch von Grap. Samisch. Krankheiten der netzhaut und sehnewen.*

LOPEZ. — *Kyste sébacé volumineux de l'orbite ayant amené une névro-rétinite.* Rec. d'opht., 1885, 3 s., VII, 103-105.

MANZ. — *Ueber endothéliale degeneration des sehnewen.* Arch. f. opht., 1882, 22t, p. 93.

NETTLESCHIP. — *Carcinome of orbit*, etc., in Brit. med. Journal., vol. 1, p. 864, 1878.

OSTERWALD. — *Tumeurs de l'orbite.* Arch. f. opht. Berl. 1881, XXVII, 3 Abth., 203-224.

PANAS.— *Diagnostic des tumeurs de l'orbite.* Semaine médicale, 1882, II, 213.

PARISOTTI ET DESPAGNET.— *Fibrome du nerf optique.* Recueil d'opht., 1885.

PONCET (de Cluny). — *Myxome fasciculé du nerf optique* Arch. opht., 1881.

PUFAHL. — *Beiträge sur praktischen augenheilkunde von Hirschberg.* 1878, II. S., t. III, Casuistik S, 63.

QUAGLINO. — *Contribution à l'histoire clinique et anatomique des tumeurs intra et extra-oculaires.* Milan 1880, IX, 321, 363.

RAMPOLDI. — *Comptes rendus du congrès périodique international d'opht.* Milan 1831, VI, 82-86.

RICHET. — *Fibro-sarcome du nerf optique.* Paris méd., 1882, VII, 529-531, et Revue de thérap. méd. chir., 1885, XXXIII.

ROMIEE. — *De l'exophtalmie.* Recueil d'opht., 1879, 3 s., I, 641-654.

SICHEL. — *Gazette hebdomadaire*, 1871.

STRAWBRIDGE. — *Tumor of the optic nerve.* Transact. of the Americ. opht. Society, 1879, S, 557.

SZOKALSKI. — *Annales d'ocul.*, 1861, t. XLVI.

TEILLAIS. — *De quelques tumeurs de la région orbitaire.* Ann., d'oc. Brux., 1882.

THOMPSON.— *Tumors of the orbit. Northwest Lancet St-Paul.* 1884-85; IV, 357-360.

VÉRON. — *Myxo-fibrome du nerf optique.* Recueil d'opht. Paris, 1883, 3 S., V, 32-44.

DE WECKER. — *Traité d'ophtalmologie.*

WALKER. — *Exophtalmos.* Mod. Times a Gaz., 78, II, 680.

WILLEMER. — *Ueber eigentliche. d. h. sich innerhall der äusseren scheide entwickelnde tumoren des schnewen.* Arch. f. opht. Berl. 1879, XXV, 1 Abth., 161-247.

VOSSIUS. — *Das mixosarcom des nervus opticus.* Arch. f. opht. Berlin 1882, XXVIII, 3 Abth., 33-283.

TABLE DES MATIÈRES

IMPRIMERIE LEMALE ET Cie, HAVRE

A LA MÊME LIBRAIRIE

HAHN, bibliothécaire en chef de la Faculté de médecine de Paris. — **Vocabulaire médical Allemand-Français**, contenant tous les mots techniques omis dans les dictionnaires allemands-français. Prix cartonné. . . . . 6 francs

BONNET (STÉPHANE), ancien interne des hôpitaux. — **De la cure radicale des hernies épigastriques.** Prix . . . . 3 fr.

BOUTTIER (EUGÈNE), ancien interne des hôpitaux. — **De la sclérodermie.** Prix . . . . 5 fr.

BRAINE (P.-L.), ancien interne des hôpitaux. — **Traitement chirurgical du kyste hydatique du foie (laparotomie, hépatotomie).** Prix . . . . 4 fr.

FLORAND (A.), ancien interne des hôpitaux. — **Contribution à l'étude de la sclérose latérale amyotrophique. (Maladie de Charcot.)** Prix . . . . 4 fr.

GILLY (V.), ancien interne des hôpitaux. — **Etude sur la Lymphadénie intestinale.** Prix . . . . 5 fr.

GODET (C.-E.), ancien interne des hôpitaux. — **Résultats de l'intervention chirurgicale dans quelques carcinomes (larynx, tube digestion, utérus).** Prix. . . . . 4 fr.

LANCRY (G.), ancien interne des hôpitaux. — **De la contagion de la diphthérie et de la prophylaxie des maladies contagieuses dans les hôpitaux d'enfants de Paris.** Prix. . . . . 5 fr.

LIEBERMEISTER. — **Leçons de pathologie interne et de thérapeutique** (Maladies infectieuses), traduction par le docteur GUIRAUD, ancien interne des hôpitaux. Prix. . . . . 10 fr.

MARFAN, ancien interne des hôpitaux. — **Troubles et lésions gastriques dans la phthisie pulmonaire.** 8 chromolithographies. Prix. . . . 7 fr.

MENETRIER, ancien interne des hôpitaux. — **Grippe et pneumonie en 1886.** — Nombreux tracés de température. Prix. . . . . 5 fr.

SAINT-GERMAIN (DE), chirurgien de l'Hôpital des Enfants-Malades, et VALUDE, chef de la clinique ophthalmologique de la Faculté. — **Traité pratique des maladies des yeux chez les enfants.** Préface par le professeur PANAS. — 615 pages et 116 figures, avec un formulaire thérapeutique. Prix, cartonné . . . . 8 fr. 50

SAINT-GERMAIN (DE) et VALUDE. — **Vade-mecum de l'ophthalmologiste**, in-8 de 80 pages. Prix. . . . . 1 fr. 50

IMPRIMERIE LEMALE ET Cie, HAVRE

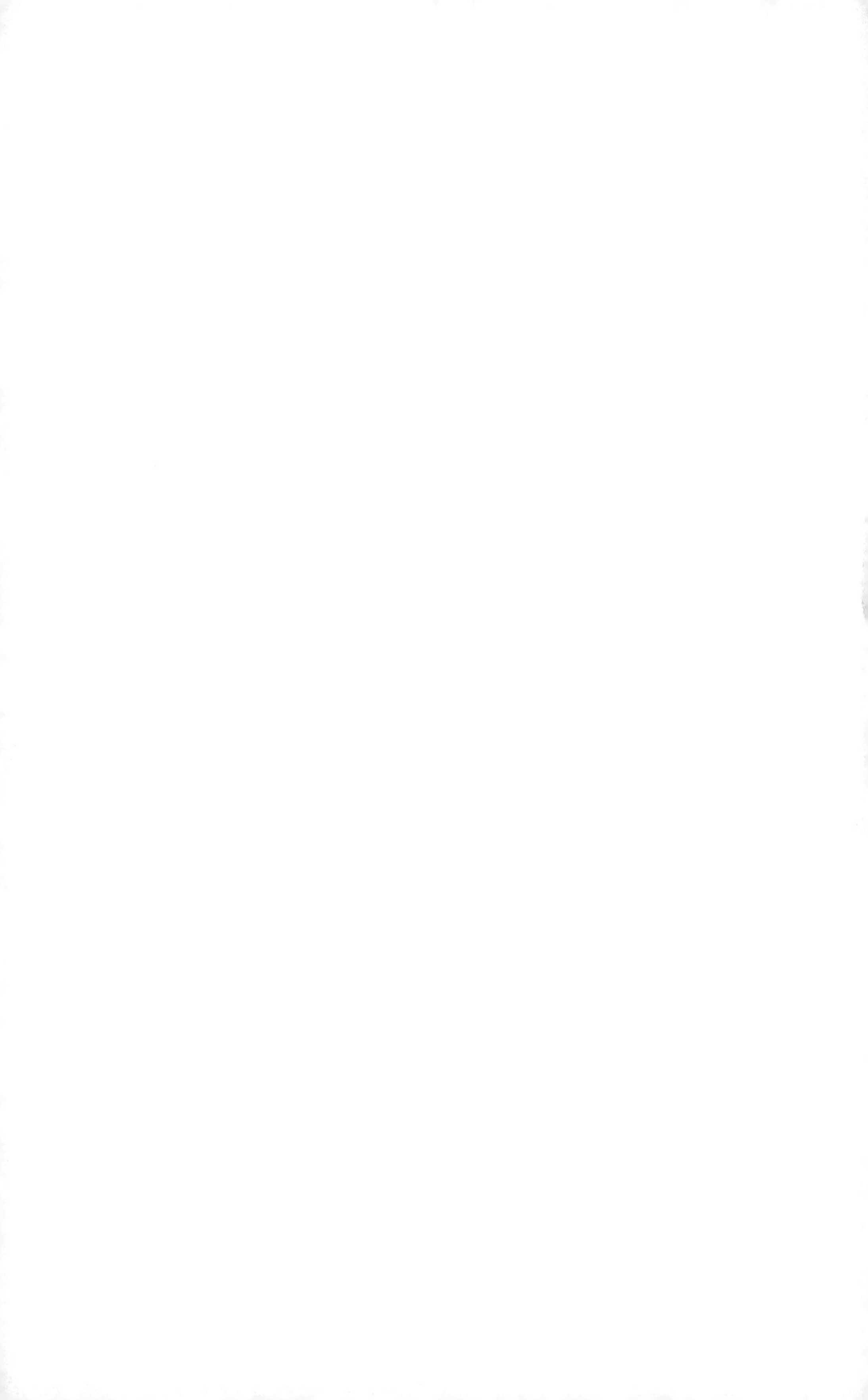

www.ingramcontent.com/pod-product-compliance
Ingram Content Group UK Ltd.
Pitfield, Milton Keynes, MK11 3LW, UK
UKHW020117200726
13856UKWH00002B/600

9 782013 585606